다이어트 불변의 법칙

Fit For Life

다이어트 불변의 법칙

왜 야생동물은 비만과 질병이 없는가?

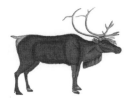

하비 다이아몬드 지음 | 강신원 · 김민숙 옮김 | 이의철 추천사

사이몬북스

건강과 식이에 대한 놀라운 통찰,
당신도 몸과 마음이 가벼워질 수 있다

― 이의철(직업환경의학 전문의, 〈조금씩 천천히 자연식물식〉 저자, 베지닥터 사무국장)

내가 하비 다이아몬드의 책 〈다이어트 불변의 법칙〉을 알게 된 건 오래전의 일이다. 처음엔 제목이 너무 통속적인 것 같아 표지만 보고 책꽂이에 꽂아두었다. 하지만, 우연히 웹페이지에 올라온 책 내용을 보고, 다시 책을 꺼내 보게 되었다. 웹페이지의 글은 과일을 언제 먹는 것이 좋으냐에 대한 내용이었다. '사과는 아침에 먹어야지, 저녁에 먹으면 안 된다'는 세간의 주장에 대한 적절한 답을 찾는 데 도움이 될까 하는 기대로 책을 펼쳤다. 하지만 그 이상이었다.

'내가 먹는 음식이 나를 만든다'는 격언이 있다. 먹는 것의 중요성을 알리는 훌륭한 격언이다. 하지만, 〈다이어트 불변의 법칙〉은 똑같은 음식을 먹더라도, 어떻게 먹느냐에 따라서 몸에 미치는 영향은 천지 차이가 날 수 있다는 것을 보여준다. '내가 먹는 음식과, 그것을 어떻게 먹느냐가 나를 만든다'는 것이다. 사실 먹는다는 것은 매우 복잡한 행위다. 흡연, 음주, 운동에 대한 조언은 식이에 대한 조언과 비교하면 너무나도 단순하다. 담배는 끊어야 하고, 술은 마시지 말아야 하고, 운동은 본인이 즐길 수 있는 것으로 과하지 않게 적당히 하면 된다. 하지만 식이는 차원이 다르다. 무엇을 먹을지에 대한 설명은 기본이고, 그 음식들을 언제, 어떻게 먹어야 할지, 갖가지 좋다고 알려진 음식들은 정말 효과가 있는지, 음식들의 조합 및 조리법은 어떤지 등 상담할 내용은 끝이 없다. 그래서 상담을 하다 보면 1시간이 훌쩍 지나가기 일쑤다. 어쩌면 먹는 것의 이런 복잡한 특성 때문에 진료현장에선 식이에 대한 조언이 아예 무시되는지도 모르겠다. 하지만, 나는 먹는 것만큼, 부작용 없이, 다양한 신체 증상 및 상태에 즉각적인 영향력을 행사하는 것을 알지 못하기에 진료실에서 계속해서 각자의 상태에 맞는 식이 조언을 할 수밖에 없다. 의사로서 환자에게 최선의 선택을 설명하는 것은 당연한 의무다. 그 최선의 선택을 모른다면 어쩔 수 없지만, 알게 된 이상 반드시 알려주어야 한다.

하지만 〈다이어트 불변의 법칙〉은 복잡하게만 느껴지는 '건강한 식습관'의 핵심을 아주 직관적으로 제시한다. 그동안 진료실에서 내가 애써서 설명했던 것들을 아주 단순하면서도 설득력 있게 설명한다. 저자의 핵심 주장은 이렇다. "수분이 많은 자연 상태의 채소와 과일을 가장 우선적으로 먹어라. 그리고 에너지의 대부분은 자연 상태의 탄수화물 식품을 통해서 섭취하라. 원한다면 소량의 단백질 음식을 섭취할 수 있지만, 단백질은 우리 몸에서 에너지로 쓰이지 않을 뿐만 아니라 필요 이상 먹을 경우 엄청난 에너지를 사용해서 폐기해야 하기 때문에 가급적 적게 섭취하라. 탄수화물 음식을 먹을 때는 단백질 음식을 먹지 말고, 단백질 음식을 먹을 때는 탄수화물 음식을 먹지 마라. 그리고 낮 12시 이전엔 공복을 유지하는 것이 좋지만, 먹는다면 과일과 채소만 먹어라." 이 원칙만 지킨다면, 체중이 감소하고 건강이 회복되는 것은 시간문제다. 책장을 넘기면서 독자들은 무언가 할 수 있다는 자신감을 얻게 될 것이다. 그리고 '다이어트 불변의 법칙'을 실천에 옮기게 되면 자신감은 확신으로 바뀌게 될 것이다.

나는 '음식물이 불필요하게 위에 머물지 않게 하라'는 하비 다이아몬드의 주장에 전적으로 동의한다. 하비는 주로 단백질을 문제 삼지만, 탄수화물을 불필요하게 위에 머물게 하기는 지방도 마찬가지다. 들기름, 참기름, 현미유, 올리브유, 카놀라유, 버터도 마찬가지로 음식물의 소화를 방해한다는 말이다. 밥이나 빵에 이들 기름을 얹어 먹으면 단백질을 섞어 먹는 것과 비슷한 결과가 발생한다. 1970년대 초까지 한국인들은 들기름이나 참기름을 하루에 1~2g만 섭취한 반면, 현재는 다양한 식용유를 하루에 50g 이상 섭취하고 있다는 사실을 생각하면, 기름 섭취량을 얼마나 줄여야 하는지 감이 잡힐 것이다. 〈다이어트 불변의 법칙〉을 읽으며 이 점만 추가로 염두에 둔다면 금상첨화가 될 것이다. '다이어트 불변의 법칙'을 따른다면 새로운 자신을 경험하게 될 것이다. 몸과 마음이 새로워지고, 세상을 보는 눈도 새로워질 것이다. 새로움에 대한 두려움만 내려놓는다면 변화는 시간문제다.

한국의 독자들에게

나는 한국의 출판사로부터 이메일을 통해 가끔씩 책에 관련된 소식을 들을 수 있었다. 이 책의 초판본을 읽고 한국의 유명한 그룹 '봄여름가을겨울'의 리더 김종진 씨가 건강을 회복하고 다이어트에 성공했다는 소식이 첫 번째다. 그가 인터뷰에서 이런 말을 했다고 한다.

"저만의 건강 다이어트 방법이 있어요. 오전에 과일과 채소를 먹어요. 하비 다이아몬드의 〈다이어트 불변의 법칙〉이라는 책을 보고 실천하는 중이거든요. 서점에서 100권 샀어요. 다른 사람들한테 나눠주려고요."

또 다른 소식도 들었다. 한국에서 가장 유명한 자연식물식 유튜버 중 한 분인 이레네오라는 분이, 이 책이 자기의 인생을 바꾼 책이고,

자신을 건강과 다이어트의 전문가로 만들어준 첫 번째 책이라고 고백했다는 것이다. 또한 한상도라는 분이 하비 다이아몬드의 책들을 읽고 채식(자연식물식)을 실천하여 암을 완치한 후, 사이몬북스를 통해 〈사라진 암〉이란 감동적인 책을 출판했다는 소식도 들었다. 나는 무척 기뻤다. 살아가면서 많은 돈을 벌 때보다 이런 소식을 들을 때 나는 인생의 존재감과 충족감을 느낀다.

나는 미국에 사는 한국인 친구의 집에 초대받을 때마다 감탄하곤 했다. 그가 내놓은 전통적인 한국 음식들은 모두 내가 입에 침이 마르도록 주장하는 가공되지 않고 신선한 음식(너무 진수성찬이라는 단점을 제외하고)이었던 것이다. 특히 아주 소량의 참기름과 간장만으로 살짝 버무린 참나물과 가지나물, 그리고 고춧가루로 버무린 배추김치 등은 우리 서구인들이 되돌아가야 할 음식의 고향이었다. 나의 코와 혀와 눈이 그 아름다운 음식을 고스란히 기억하고 있다.

내가 베트남 전쟁에 참가했던 20대 때(1960년 대)만 해도 한국은 후진국에 속해있었다. 그러나 한국은 급격하게 경제가 성장했고 이제 미국과 같은 선진국이 걸어가던 길을 걷고 있다. 그러나 절대로 미국을 따라 하지 말아야 할 한 가지, 음식습관도 미국의 길을 뒤따르고 있다는 데 대해서 나는 깊은 슬픔을 느낀다. 음식에 관한 한 미국의 길은 비만과 질병이 예약된 지옥으로 향하는 길이기 때문이다. 미국의 음식문화는 상업자본주의에 철저히 유린되어있다. 조금씩 원래의 음식으로 돌아가려는 시도들이 일어나고는 있다고 해도 한계가 있다는 사실을 나는 잘 알고 있다.

　나는 나의 모든 인생을 '음식을 통해 비만을 해결하고 현대인들을 만성적인 질병에서 해방시키는 일'에 바쳐왔다. 더욱 탄탄해진 내용과 세련된 디자인으로 말끔하게 차려입은 〈다이어트 불변의 법칙〉 새 개정판을 통해 한국의 독자들도 새로운 인생으로 거듭나기 바란다. 음식은 몸을 바꾸고 영혼까지 바꾼다. 한국의 독자들에게 꼭 드리고 싶은 말이다.

Fit For Life

| 1장 |

지금 당장
다이어트를 멈춰라

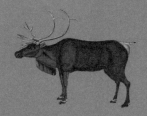

사람들은 이 참담한 다이어트가 끝나고 나면
무엇을 먹을 것인지를 생각한다.
먹을 것을 생각하면서 어떻게 다이어트에 성공할 수가 있을까?
자신을 배고프게 만드는 것은 정답이 아니다.
이것은 나중에 폭식을 조장하여 문제를 더 복잡하게 만든다.
배고픔과 폭식은 악순환이 된다.

나도 90kg 뚱보였다

20대 중반의 어느 날, 나는 친구와 심한 말다툼을 하고 있었다. 그는 내게 화를 내며 말했다. "이봐 뚱보 아저씨! 살이나 빼고 오시지 그래." 뚱보라고? 내가? 나는 망치로 얻어맞은 기분이었다. 내가 충격을 받은 데는 이유가 있었다. 첫째로 나는 그 당시 다이어트와 관련된 직업을 가지고 있었기 때문이다. 둘째로 나는 헐렁한 옷으로 불쑥 튀어나온 배를 가리고 있어서 아무도 눈치채지 못할 것이라고 생각했었다. 내 한 몸도 가꾸지 못하면서 다이어트를 판매하고 있다니….

나는 시중에 새로 소개되는 모든 다이어트를 실천하기 시작했다. 30일 동안 계란과 치즈만 먹으라는 다이어트가 있었다. 나는 그렇게 했다. 30일간 셀러리와 햄버거만 먹으라는 다이어트가 나왔다. 나는 그렇게 했다. 그렇게 나는 체중을 줄여나갔다. 무려 47가지의 다이어트를 경험했지만 모두 실패했다. 문제는 다이어트가 성공하고 난 후부터였다. 그 다이어트가 끝나자마자 다시 옛날처럼 먹기 시작했고 몸무게도 다시 옛날로 돌아갔다. 심지어 몸무게가 더 늘어나는 일도 다반사였다. 이런저런 다이어트를 해본 사람이라면 내 말이 무슨 뜻인지 정확히 알 것이다.

솔직히 말해보겠다. 다이어트를 하는 동안 나는 무슨 생각을 했을까? 그렇다. 참고 있던 음식을 기다렸다. 그 시련의 시간이 끝나는 순간, 박탈감을 끝내기 위해 나는 저돌적으로 집 밖으로 뛰쳐나가 식당으로 향했다. 아무리 체중을 많이 줄였다 하더라도 체중을 줄이는 데 들였던 시간보다 훨씬 빠른 시간 안에 나는 그 몸무게를 되찾았고, 거기에다 추가로 5kg 이상 살이 더 찌곤 했다.

파리가 윙윙거린다고 음식물 쓰레기에 보자기를 씌우는 것은 바보 같은 일이다. 음식물 쓰레기에 살충제를 뿌리는 행위도 일시적인 일이다. 정답은 따로 있다. 음식물 쓰레기가 나오는 족족 매일 깨끗하게 처리하거나 아예 쓰레기의 발생 자체를 최소화하는 '쓰레기 제로'의 생활습관이 정답이다.

나는 어릴 적부터 뚱뚱한 소년이 아니었다. 그러나 20대 초에 공군을 제대하고 나서 살과의 전쟁이 시작되었다. 인생의 어느 때보다 건강하고 활기차야 할 시절에 나는 평균치를 25kg이나 웃도는 비만이었다. 178cm에 90kg을 훌쩍 넘어버렸다. 바로 그 시절 나의 아버지가 위암으로 세상을 떠나셨다. 50대로 비교적 젊은 나이였다. 그것은 내게 끔찍한 시련이었다. 아버지가 돌아가시던 날은 내 기억에서 떠나지 않았다. 젊은 시절에 아버지는 90kg이 넘었고 건장한 권투선수이자 부두노동자였다. 그러나 나이가 들면서 체중이 늘어난 아버지는 비만과 고혈압과 당뇨와 심장병까지 그야말로 종합병원이 되어버리셨다. 아버지가 사망하신 후 얼마 지나지 않은 어느 날 밤, 나는 식은땀을 흘리며 깨어났다. 나 또한 178cm에 90kg이 넘는 남자로서, 아버지가 살아계실 때 괴로워하던 모든 문제를 가지고 있다는 사실을 깨달았다. 나와 마찬가지로 아버지도 한 번도 건강하다고 느낀 적이 없는 삶을 사셨다.

그 이후 나는 수많은 연구와 연구를 거듭해갔다. 그리고 비만은 외모의 문제뿐 아니라, 수많은 질병의 원인이 된다는 사실을 깨닫게 되었다. 아버지는 빈번하게 감기와 두통과 복통을 겪으셨다. 늘 기력이 없다고 호소했었다. 나 또한 이런 문제들을 똑같이 가지고 있었다. 나는 운동도 잘 하지 않았고 동네사람이나 친구들과도 잘 어울리지 않았다. 아니 어울릴 수가 없었다. 해변에서 셔츠를 벗는 것은 언제나 부끄러운 일이었다. 하루의 일과를 마치고 나면, 먹는 것 이외의 다른 데 쓸 에너지가 하나도 남아있지 않았다. 또한 그런 나 자신에게 미안해했다. 아버지께서 돌아가셨을 때 나는 나 자신이 불쌍하다고 느꼈을 뿐 아니라 사실 겁도 났었다.

이 두려움이 전환점이 되었다. 젊어서 죽는다는 두려움과 '뚱보'라고 불리지 않으려는 욕망이 합쳐졌다. 10과 10을 더해서 20이 된 것이 아니라 10과 10이 곱해져서 100이 된 것이다. 마침내 나는 행동으로 실천했다. 항상 곁에 있던 햄버거와 콜라를 집어던졌다. 비만에서 영원히 해방시켜준다고 약속하는 세상의 그럴싸한 다이어트 요법들에 몸을 던졌다. 첫 번째, 두 번째, 세 번째 다이어트를 실천했다. 수많은 좌절과 실망을 거듭한 끝에, 다이어트에 대한 나의 관점이 완전히 빗나가 있다는 사실을 깨닫게 되었다.

이제 이 책을 읽고 있는 당신에게 물어보겠다. 당신은 살을 빼고 싶으신가? 그리고 평생 날씬한 채로 살고 싶으신가? 그리고 먹는 즐거움을 모두 누리면서 그것을 성취하고 싶으신가? 이 질문들에 대한 답이 '예스'라면 당신은 지금 행운의 문에 첫발을 들여놓은 셈이다. 왜냐하면 당신이 찾고 있는 내용이 바로 이 책에 실려있기 때문이다. 이 책은 우리가 먹는 음식과 우리 몸과의 관계에 대해 수십 년 이상 철저히 연구한 나의 결과물이다.

만약 당신이, 체중이 고무줄처럼 줄었다가 다시 늘어나는 다이어트에 지쳐서, '내가 왜 이럴까' 하고 자신에게 실망하고 있다면 여기 반갑고 확실한 소식이 있다. 이제 당신은 먹으면서 체중을 줄이는, 그것도 영구적으로 줄이는 비결을 배우게 될 것이다. '설마 그런 것이 있을까'라고 생각하는 사람이 있다는 사실도 나는 잘 알고 있다. 나도 그렇게 느꼈기 때문이다. 당신이 경험한 것 이상의 온갖 다이어트를 나도 섭렵했기 때문이다. 그러나 무수한 시행착오 끝에 깨달음과 실천을 통해서 나는 그 해결책을 발견했다.

그것은 바로 허기가 아니라 포만감을 느끼는 방식이다. 항상 다음 식사가 기다려지는 방식이다. 날씬한 몸매와 깨끗한 피부를 유지하면서 배불리 먹는 방식이다. 이 모두를 여기에서 다루고 있다. 이것은 칼로리 계산이 필요하지 않다. 쫄쫄 굶는 다이어트도 아니다. 단식 또는 '간헐적 단식'처럼 끼니를 제한하지도 않는다. 위절제수술도 필요 없고 약물이나 가루약도 쓰지 않는다. 이것은 임시처방이 아니다. 이것은 자연의 원리이기 때문에 '불변의 법칙'이라는 말이다. 많이 먹고 싶을 때는 많이 먹으면 된다. 적게 먹고 싶다면 또 그렇게 하면 된다. 당신은 어떠한 종류의 압박감을 가질 필요도 없다. 앞으로 내가 하는 말에 귀를 기울이면 된다. 그리고 그 내용을 당신의 생활에 결합시키기만 하면 된다. 당신이 해야 할 일은 바로 그 한 가지뿐이다.

당신은 평생 날씬한 몸매와 투명한 피부를 가지고 살게 될 것이다. 이 원리를 따라 하면 '먹기 위해서 사는' 가치관을 버리게 될 것이다. '살기 위해서 먹는' 가치관을 가지게 될 것이다. 야생의 모든 동물들은 살기 위해서 먹는다. 먹기 위해서 사는 야생동물은 어디에도 없다. 야생 상태의 모든 동물들은 '하루 한 끼냐, 하루 두 끼냐, 하루 세 끼냐, 단식이냐'를 계산하지 않는다. 모든 야생동물은 배고프면 먹고 배부르면 먹지 않을 뿐이다. 오직 인간만이 칼로리를 계산하고 복잡한 영양성분을 따진다. 따라서 '다이어트 불변의 법칙'을 따르기만 하면 당신은 칼로리를 계산하지 않아도 되고 냉장고 문을 잠글 필요도 없다. 이것은 꿈같은 얘기가 아니다. 내가 바로 살아있는 증거다. 나와 함께 살을 빼고 질병을 치유한 수천수만의 내 친구들 또한 살아있는 증거다.

당신은 살아오면서 체중과의 싸움에 완전히 패배해있을 것이다. 완전히 '그로기 상태'일 것이다. 그래서 신뢰할 수 있고 효과적인 방법을 간절히 찾고 있을 것이다. 당신은 마침내 자신의 몸이 필요로 하는 모든 영양분을 받아들이면서도, 체중이 늘었다 줄었다 하지 않고 계속해서 날씬하게 되기를 바랄 것이다. 간단히 말해서 당신은 배부르게 먹으면서도 몸무게와 허리치수로부터 자유로워지고 싶을 것이다. '다이어트 불변의 법칙'은 그 모든 것을 가능하게 해준다. '풀밭에서 뛰어놀라는 것이냐?'라고 생각할지도 모른다. 결코 그렇지 않다. 나는 시장에서 약을 파는 약장수도 아니고, 무슨 무슨 해괴한 다이어트로 한몫 챙기려는 제약회사의 영업사원도 아니다.

마음을 편하게 하고 하루하루 어떻게 변하는지 살펴보시라. 아침에 눈을 뜨면, 당신은 큰 잔에 채운 신선한 과일주스를 마실 수 있다. 내가 말하는 과일주스는 과일의 식이섬유를 제거한 과일즙을 말하지 않는다. 우리 몸의 쓰레기 청소부인 '식이섬유가 포함된 과일주스'여야 한다. 원하는 과일은 무엇이든 먹을 수 있다. 믹서기로 오렌지주스나 자몽주스를 만들 수도 있다. 만일 당신이 다목적용 믹서기를 가지고 있다면 신선한 사과주스, 딸기+사과주스, 혹은 수박주스,

수박+참외주스를 만들 수도 있다. 중요한 것은 하루를 신선한 주스로 시작하라는 것뿐이다.

원한다면, 그 주스를 마신 다음 신선한 샐러드나 그냥 신선한 과일을 더 먹을 수도 있다. 좋아하는 과일은 어떤 것이든 먹을 수 있다. 그러나 통조림에 들어있는 공장과일은 절대 안 된다. 살아있는 과일이라면 원하는 만큼 얼마든지 배불리 먹어도 좋다. 아침 일찍 약간의 주스와 사과 반 토막을 먹었다면 아마 10시경에는 다시 허기를 느끼게 될 것이다. 그러면 한두 개의 오렌지, 참외, 신선한 복숭아, 체리, 포도 등 계절에 맞는 신선한 과일을 더 먹을 수 있다. 수분이 많은 과일을 먹었는데 여전히 허기를 느낀다면 한두 개의 바나나를 더 먹을 수 있다. 아침부터 점심때까지 허기를 느낄 때마다 과일을 먹기만 하면 된다는 말이다.

점심에는 신선한 채소를 가득 담아 샐러드를 만들어 먹을 수 있다. 다양한 샐러드드레싱을 즐길 수도 있다. 원한다면 샐러드에 통밀로 만든 식빵을 구워서 따뜻한 수프와 함께 먹을 수도 있다. 아보카도, 토마토, 오이, 상추, 새싹나물을 함께 넣어 샌드위치를 먹을 수도 있다.

저녁식사를 준비하는 동안 커다란 채소주스 칵테일을 만들어도 좋다. 버터를 살짝만 바른 고구마, 밥, 혹은 구운 감자나 채소, 또는 샐러드와 함께 먹을 수 있다. 고기, 닭고기 혹은 생선을 살짝만 넣어 채소나 샐러드와 함께 먹을 수도 있다. 그것이 지겹다면 맛있는 수프와 뜨거운 옥수수빵에 버터를 살짝 바르고 양배추 샐러드와 함께 먹을 수도 있다.

선택의 범위가 아주 넓다. 시도해볼 새로운 아이디어가 아주 많다는 것이다. 절대 지루하거나 심심하지 않을 것이다. 다양하고 달콤한 음식들을 경험할 수 있다. 당신은 앞으로 먹게 될 대부분의 음식에 익숙해질 것이며, 점점 더 빠르게 빠져들게 될 것이다. 새롭고도 독창적인 식사로 흥분된 삶을 살게 된다는 말이다. 이 다이어트는 당신에게 최소한의 변화만을 요구할 뿐이다. 이 방식은 시중의 상업적인 다이어트와 완전히 다르다. 당신은 먹는 것이 얼마나 중요한지 알게 될 것이다. '음식을 언제 어떤 배합으로 먹는가'가 엄청나게 중요하다는 사실을 깨닫게 될 것이다. 이 '언제 어떻게'라는 요소가 당신이 찾으려고 했던 성공의 열쇠라는 사실을 명심해주기 바란다.

이 방식은 지속가능한 음식습관이라는 점이 가장 중요하다. 이것은 일시적으로 유행되는 다이어트가 아니며 일시적인 해결책도 아니다. 결혼식 때까지 10kg을 뺐다가 원래 몸무게에서 5kg이 더 늘어나는 시중의 상업적인 다이어트가 아니다. 그렇게 힘들게 노력했던 그 몸무게가 다시 늘어나는 실망감을 경험할 필요가 전혀 없다. 그러나 우리는 세상과 함께 살아가야 하는 '사회적인 동물'이기도 하다. 따라서 자칫 방심해서 몸무게가 늘어날 때마다, 여기서 소개하는 몇 가지 '음식원리'에 따르기만 하면 된다. 당신이 이 원리를 지속적으로 실천하면 다시는 평생 살이 찌지 않을 것을 내가 장담한다.

'다이어트 불변의 법칙'은 자연의 법칙과 인체의 법칙에 바탕을 둔 안전하고 균형 잡힌 다이어트의 원리다. 아침에 해가 뜨고 저녁에 해가 지듯이, 비가 온 후에 날이 개듯이, 당신의 몸을 포함한 생명이 있는 모든 것들은 자연의 법칙에 지배를 받는다. 따라서 체중을 효과적으로 줄이고 싶다면 자연의 법칙에 따라야 한다. 나는 편법이 아니라 진실을 말하고 싶다. 당신이 영구적으로 날씬한 몸매와 투명한 피부를 가지게 되기를 바라기 때문이다. 당신은 '에너지를 자유롭게 풀어주도록 자신의 몸과 협력'하기만 하면 된다. 새롭게 쌓인 에너지는 비만에 대한 스트레스를 털어내줄 것이다. 자유로워진 에너지가 많을수록 체중은 더 많이 줄게 된다. 에너지를 자유롭게 풀어주는 식사를 하면 당신은 이전의 어느 때보다도 더 많은 에너지를 갖게 될 것이다.

　에너지를 일정하게 흡수하고 유지하는 것은 매우 중요하다. 살을 빼는 것도 중요하지만, 에너지가 없어 기진맥진해서는 안 되기 때문이다. 체중을 줄일 필요가 없는 사람도 이 원리를 통해서 넘치는 에너지를 경험할 것이다. 다이어트에 대한 고정관념을 버리시라. 어떤 이유 때문에 이 원리를 실천하지 못하게 되더라도 걱정하지 마시기를 간곡히 부탁드린다. 언제고 빠른 시일에 다시 돌아오면 된다. 당신은 청소년 시절에 가출한 경험이 있을지도 모른다. 그러나 부모님은 항상 당신을 기다리고 계셨다. 몇 시간 혹은 며칠 가출했다고 하더라고 낙심하지 마시길 바란다. 부모님이 따뜻한 마음으로 기다리기 때문이다. 절대 포기하지 마시라.

비만이 모든 질병의 원인이라는 사실은 모두가 아는 상식이 되었다. '다이어트 불변의 법칙'은 비만 그 자체보다는 자연의 원리와 새로운 생활습관에 대한 이야기다. 왜 사람들이 계속해서 다이어트에 실패하는지 생각해보셨는가? 왜 음식습관과 생활습관을 고치지 못하는 것일까. 그것은 생각이 잘못되었기 때문이다. 비만이 어떻게 오는지에 대해 잘 알지 못할 뿐 아니라, 다이어트에 있어서 에너지가 얼마나 중대한 역할을 하는지에 대해서도 알지 못하기 때문이다. 또한 어떻게 먹어야 하는지에 대해서도 잘못 생각하기 때문이다.

〈긍정의 힘을 가진 사람들〉Positive Power People이란 책에서 조이 그로스Joy Gross는 "생명은 경외할 만한 불변의 법칙에 기초한 것이다. 어떤 사람도 그 법칙을 알지 못했다고 해서 용서받을 수 없다. 또한 그 법칙을 어긴 결과에 대해서도 용서받을 수 없다."라고 갈파했다. 나는 이 책에서 자연의 원리와 몸의 원리에 기초를 두고 설명하겠다. 이 원리들을 생활에 적용시키면 젊고 날씬한 몸매와 투명한 피부를 보상으로 받을 것이다. 신체적 보상뿐만 아니라 우울했던 모든 생각이 사라지고 '맑은 영혼'까지 추가로 보상받을 수 있음은 물론이다. '먹는 것이 몸뿐만 아니라 영혼을 바꾼다'는 말을 꼭 기억하시기 바란다.

왜 시중의 다이어트는
효과가 없을까?

인간이 만든 가장 상업적인 것 중의 하나가 '무슨 무슨 다이어트'다. 그러면서도 여전히 호기심을 유발하는 것 또한 '무슨 무슨 다이어트'다. 많은 사람들이 짧은 시간에 몇 kg의 살을 뺐다가 도로 살이 붙는 다이어트를 열심히 따라 한다. 그러나 똑같은 실망이 되풀이된다. 다이어트를 하는 사람들은 항상 새로운 것을 찾지만 '평생 날씬한' 결과를 한 번도 찾아내지 못했다. 이 책을 읽고 있는 당신도 그랬을 것이다. 나 또한 47가지의 다이어트를 경험했고 모두 실패했었다.

당신의 몸은 완전히 기진맥진했을 것이고 정신도 황폐화되었을 것이다. 다이어트를 반복적으로 하는 사람들은 잘 알겠지만, 이렇게 실패를 계속하다 보면 지나친 스트레스와 정서적인 불안에서 벗어나지 못하게 된다. 그렇다면 다이어트란 정확히 무엇일까? 사람들은 턱선이 없어질 때까지, 혹은 더 이상 맞는 옷이 없어질 때까지 음식에 빠져든다. 그런 다음에 과거의 탐닉에 대한 대가를 치르기 위해 마지못해 자신을 '무슨 무슨 다이어트'로 몰고 간다.

주말에 닭을 몇 마리씩 잡아먹은 다음 월요일에 무거운 몸을 끌고 헬스클럽에 가는 식이다. 그러나 너무 늦었다. 이미 망가져버렸다. 오늘날 시중에 나와있는 거의 모든 다이어트는 몇 kg을 빼기 위해 반드시 비용을 치러야 한다. 위절제술이 그렇고 다이어트 약물이 그렇고 헬스클럽도 그렇다. 돈을 지불해야 살을 뺄 수 있는 상업자본주의에 물들어버린 것이다. 그것도 일시적으로 말이다.

그렇다면 돈을 냈는데도 왜 다이어트는 효과가 없을까? 답은 실제로 아주 간단하다. 다이어트를 할 때 사람들이 무슨 생각을 하는지 생각해보면 답이 저절로 나온다. 마치 내가 그랬던 것처럼 대부분의 사람들은 이 참담한 다이어트가 끝나고 나면 무엇을 먹을 것인지를 생각한다. 먹을 것을 생각하면서 어떻게 다이어트에 성공할 수가 있을까? 자신을 배고프게 만드는 것은 정답이 아니다. 배고픈 다이어트는 반드시 실패한다는 말이다. 이것은 나중에 폭식을 조장해서 문제를 더 복잡하게 만든다. 배고픔과 폭식은 악순환이 된다. 그러나 이것은 시중의 다이어트가 가지는 많은 문제 중 하나에 불과하다.

또 하나의 문제는 시중의 다이어트가 거의 대부분 일시적이라는 것이다. 당연히 그 결과도 일시적일 수밖에 없다. 당신은 평생 날씬하게 살고 싶으신가, 몇 달만 날씬해지고 싶으신가? 임시적인 조치는 임시적인 결과만을 낳을 뿐이다. 정답만 달달 외워서 시험에 합격한다고 치자. 그다음은 어쩔 것인가? 그 대학에, 그 회사에 계속 우수한 학생과 우수한 사원으로 남아있을 수 있을까? 당신이 더 잘 알 것이다. 문제와 정답만 달달 외워 좋은 시험성적을 거두더라도 시험장에서 나오자마자 다 잊어버리는 경험을 당신도 해봤지 않은가 말이다.

비만인들은 대개 '시중에 나온 다이어트란 다이어트는 뭐든지 다 해봤는데 효과가 하나도 없었어요'라고 말한다. 왜 모든 다이어트를 다 해보았을까? 다이어트의 방법이 잘못되었기 때문에 어떤 다이어트에도 성공하지 못했던 것이다. 시중의 다이어트는 식사를 엄격히 통제하기 때문에 실패한다. 음식을 평생 동안 성공적으로 통제할 수 있는 사람은 거의 없다. 그래서 우리는 지속적으로 늘어나는 몸무게와의 싸움을 단번에 끝내주는 만병통치약을 찾아 나선다.

바로 그것이 문제다. 우리가 시중에서 유행하는 다이어트를 시작하면, 우리의 몸은 새로운 음식과 약물에 적응하면서 혼란에 빠진다. 그 자연스럽지 않은 음식과 약물을 먹는 시간이 끝나면 몸은 옛날 방식에 다시 적응해야 한다. 이것은 마치 고무줄을 반복적으로 늘였다 줄였다 하는 것과 같다. 결국 그것은 끊어질 것이다. 만약 당신이 다이어트로 자신의 몸을 이리저리 흔들어놓으면 당신의 몸도 바람이 빠진 풍선처럼 축 늘어지고 생기를 잃을 것이다.

루이스 해리스 여론조사Louis Harris Poll에 의하면 전 미국인의 70%가 비만으로 밝혀졌다. 즉 10명 중 7명이 비만인 셈이다. 또한 미국인의 반 이상이 다이어트를 하고 있거나 한 경험이 있다고 밝히고 있다. 그러나 시중의 다이어트는 효과가 없다. 당신이 더 잘 알 것이다. 효과가 있었던 적이 없었고 앞으로도 그럴 것이다. 숫자가 그것을 증명해준다. 지난 수십 년 동안 얼마나 많은 새로운 다이어트들이 태어났을까? 50개? 100개? 아마 수천 개도 넘을 것이다. 그것들이 정말 효과가 있었다면 새로운 다이어트가 탄생할 필요가 없지 않은가? 그 다이어트가 지속적으로 효과가 있다면 미국인의 비만율은 매년 늘지 않고 줄어야 당연한 것이다.

미국에서는 매년 체중감소를 위해 수천억 달러가 소비되고 있다. 게다가 그 비용은 매년 수십억 달러씩 증가하고 있다. 미국뿐만 아니다. 요즘은 경제가 성장한 아시아 국가(일본, 중국, 한국 등)에서도 새로운 이슈로 떠오르고 있다. 어떤 다이어트가 정말 효과가 있었다면 그 엄청난 금액으로 확실히 종지부를 찍었을 것이다. 새로운 다이어트가 생기고 없어지지만 문제는 점점 더 악화되고 있을 뿐이다. 당신이 새로운 다이어트에 돈을 쓰면 쓸수록 몸은 엉망진창이 되듯이 말이다.

내가 너무 심한 말을 한 것일까? 그러나 당신은 반박할 수 없을 것이다. 나의 47번에 걸친 과거가 그랬고 이 책을 읽고 있는 현재의 당신이 그렇기 때문이다. 대부분의 상업용 다이어트들은 서로 다른 주장을 하기 때문에 우리는 더욱 혼란스러울 수밖에 없다. 소위 학계의 권위자라는 사람들이 서로 대치되는 주장을 할 때, 일반인들은 누구의 말을 믿어야 할까? 어떤 인기 있는 다이어트는 대부분 단백질을 먹고 탄수화물은 아주 조금만 먹어야 한다고 말한다. 또 다른 다이어트는 대부분 탄수화물을 먹고 단백질은 아주 조금만 섭취해야 한다고 말한다. 이 둘 모두가 옳을 수 있을까? 또 다른 다이어트는 먹고 싶은 것은 무엇이든 먹은 다음에 사과와 포도로 먹은 것을 씻어내라고 말한다. 또 다른 사람은 원하는 것은 무엇이든 조금만 먹되, 운동을 하고 긍정적인 사고를 해야 한다고 말한다. 또 다른 사람은 꿈에서 그릴 수 있는 것은 어떤 것이든 먹을 수 있으나 먼저 음식의 무게를 재라고 말한다. 또 다른 다이어트는 한 번에 2주 동안 그 법칙에 충실하게 따라야 한다고 말한다.

많은 다이어트들이 단지 지루한 칼로리 계산에 의존한다. 시중의 다이어트 중에서 가장 위험한 것은 음식 대신에 '분말 영양제'로 대체하라는 것이다. 우리는 그것을 믿었던 대가를 치렀다. 우리는 그것들이 효과가 없다는 것을 깨닫게 되었다. 그럼 이제 우리의 대안은 무엇일까? 지금 당신은 그것을 읽게 될 것이다.

나는 이 책에서 상식적으로 논리를 펴가겠다. 상식이라고 표현해도 좋고 진실이라고 표현해도 좋다. 진실이라고 해도 좋고 자연의 원리라고 해도 좋다. 지금은 누가 올바른 답을 가지고 있느냐에 대한 논쟁을 그만두어야 할 때다. 다이어트가 효과가 없는 것이 확실하니 그것들을 없애고 우리 자신을 자유롭게 하자. 편견과 고정관념을 떨쳐버리고 자연의 원리를 찾아보자. 다이어트를 중단하고 영구적인 것을 찾아보자. 영구적인 것, 바로 진실을 찾아보자는 말이다. 나는 마침내 그렇게 했다. 마침내 다이어트를 포기했다. 나는 합리적이며 영구적이며 상식적인 범위 내에서 진실을 찾기로 결심했다. 3년간 미친 듯이 시중의 모든 다이어트를 쫓아다닌 후 나는 그 답을 찾았다.

길에서
스승을 만나다

어느 날 나는 집에서 아주 멀리 떨어진 곳에서 열리는 음악축제에 참석했다. 그날 저녁 나는 아주 핸섬하고 멋있어 보이는 두 젊은이가 옆에서 대화하는 소리를 들었다. 그들은 캘리포니아주 산타바바라 Santa Barbara에 있는 어떤 남자에 대해 얘기하고 있었다. 음식과 건강에 대해 얘기하는 중에 한 남자의 이름을 계속해서 언급했던 것이다. 옆에 있던 나는 귀가 번쩍 뜨였다. "실례합니다. 그 사람 이름을 알 수 있을까요?" 나는 그 이름을 듣자마자 음악축제를 내팽개치고 산타바바라로 급하게 차를 몰았다. 그 순간까지만 해도 나는 내 인생에서 가장 놀랄 만한 사람을 만나리라고는 조금도 예상하지 못했다.

내 앞에 한 남자가 서있었다. 그는 내가 만나본 사람 중에서 가장 맑은 얼굴을 하고 있었다. 동양에서 말하는 현자賢者의 얼굴을 하고 있었다. 그 사람을 보자마자 나는 금방 눈치챌 수 있었다. 나는 그가 자신의 몸과 영혼을 사랑하고 있다는 것을 금방 알 수 있었다. 빛나는 눈과 투명한 피부, 온화한 자태, 잘 균형 잡힌 몸매가 그것을 증명해주었기 때문이다. 고백하건대 나를 포함해서, 내가 과거에 조언을 구했던 모든 하얀 가운의 전문가들은 사실 전혀 건강해 보이지 않았다. 그러나 그는 달랐다.

그는 나를 보자마자 나에 대해서 모두 알고 있다는 듯이 말했다. "알고 계시겠지만 당신은 자신을 죽이고 있어요. 이제 그런 일은 그만두세요." 나는 크리스마스트리처럼 눈에 반짝이는 불을 켜고 그를 바라보았다. 그의 한마디에 나는 모든 것이 무너졌다. 그리고 모든 것을 새로 시작할 수 있었다. 몇 시간 만에 잰슨Jansen 씨(그의 요청에 의해 가명을 사용했다)는 아주 간결하고 이해하기 쉬운 방법으로, 정확히 왜 내가 뚱뚱하고 왜 내가 체중을 줄이기 위해 발버둥을 쳐도 그렇게 할 수 없었는지 설명해주었다. 그리고 왜 체중이 불어나면 질병이 생기는지 그 이유도 설명해주었다. 그 모든 것이 충격이었으며 나는 그 단순하지만 명확한 논리에 말문이 막혔다.

그렇다. 진실한 것들은 단순한 법이다. 온갖 지식으로 상대방을 교란해서 돈을 뽑아먹는 방식이 아니기 때문이다. 그는 아주 단순하고도 명확한 어조로 불과 몇 분 만에 나의 상태를 진단했고 해결책을 내려주었다. 나는 전에 알지 못했던 기쁨과 안도감으로 충만했다. 나는 아주 운이 좋았다. 그 이후 3년 반 동안 잰슨 씨로부터 가르침을 받을 수 있었기 때문이다. 그것은 엄청난 경험이었다. 그는 자연위생학Natural Hygiene의 대가였다. 그의 말 한마디 한마디가 모두 새로운 것이었다. 나는 자연위생학에 관련된 것이면 무엇이든 구해서 읽었다. 나는 자연위생학을 연구하고 실천하고 가르치는 것을 내 평생의 업으로 삼기로 마음먹었다.

산타바바라를 떠난 후에도 나는 10년 동안 자연위생학을 철저히 연구했다. 그리고 '자연위생학을 우리의 몸에 어떻게 적용할 것인가'에 대해 다른 사람들에게 상담해주었다. 나는 지금까지 그 일을 계속해오고 있다. 그 이후 나는 내 이름 하비 다이아몬드를 따서 '다이아몬드 프로그램'Diamond Program이라는 세미나를 시작했다. 그리고 지금까지 나는 수천수만 명의 사람들을 상대로 강연을 해왔다. 어린이부터 노인까지 각계각층의 사람들로부터 받은 수만 통의 열광적인 편지들은 이 프로그램의 효과를 증언해준다. 마침내 나는 미국 내에서는 유일하게 자연위생학 학위를 수여하는 텍사스주 오스틴Austin에 위치한 미보건과학대학American College of Health Science에서 영양학 박사학위를 받았다.

그를 만나고 나서 불과 한 달 만에 나는 그렇게 오랫동안 힘겹게 싸워왔던 다이어트에 성공했다. 무려 25kg의 지방덩어리를 빼냈다. 그게 벌써 오래전 1970년대의 일이다. 그때부터 지금까지 체중이 다시 불어난 적이 한 번도 없다. 나는 먹는 것을 아주 좋아한다. 나는 음식에 관한 잡지를 읽는 것만으로도 몇 kg의 살이 붙는 사람 중 한 명이다. 그러나 지금은 완전히 달라졌다. 나는 어떻게 먹어야 하는지를 이제 알고 있기 때문이다. 그 때문에 배불리 먹으면서도 날씬한 몸무게를 유지하고 있다. 나는 먹기 위해서 사는 것이 아니라 살기 위해서 먹는 법을 배웠다. 내가 그 이후로 한 번도 살이 다시 찌지 않았던 이유는, 내가 다이어트로 살을 빼지 않았기 때문이다. 나는 음식에 대한 나의 관점을 바꾸었고 식사습관을 바꿨다. 그리고 저절로 그렇게 된 것이다.

눈에 띄게 증가한 에너지와 맑아진 영혼 또한 새로운 선물이었다. 난 이제 언제나 에너지가 넘쳐난다. 어쩜 그렇게 변할 수 있었냐고 물어보는 사람들이 많아졌다. 70을 넘긴 지금 나는 25살 때보다 훨씬 건강해졌으니 기뻐하지 않을 수 없다. 진짜 스승을 만난 덕이다.

인간의 몸은
참으로 놀라워라!

    자연위생학이란 무엇인가? 당신은 궁금할 것이다. 이 단어를 처음 듣고 물로 이를 닦고 몸을 씻는 것으로 생각했다면 당신이 맞았다. 자연위생학은 청결을 의미한다. 자연이란 단어는 인간의 인위적인 간섭에 방해받지 않는 것을 암시한다. 우리 몸은 언제나 독성이 있는 노폐물을 지속적으로 세척해냄으로써 건강을 얻는다. 이것이 자연위생학의 기본이다. 이것은 음식이 사람의 수명과 삶의 질에 미치는 효과를 이해하는 기본적인 원리다. 이것은 또한 질병을 예방하고 건강한 인생으로 살게 하는 데 기본적인 원리다. 인간은 자연의 법칙을 지속적으로 위반해왔다. 당연히 우리는 평생 동안 그 잘못된 결과와 싸워야 했다. 자연위생학은 그 문제의 원인을 제거하는 법을 가르쳐준다.

    자연위생학의 기본원리는 이렇다. 몸이라는 것은 문제가 닥쳤을 때 스스로 알아서 정화하고 스스로 치유하며 스스로 건강한 상태를 유지하는 방향으로 나간다는 것이다. 우주의 모든 치유능력이 사람의 몸에 있다는 말이다. 따라서 자연의 법칙에 따르기만 하면 인간은 살이 찌지도 않고 질병에 걸리지도 않는다는 개념에 근거하고 있다. 따라서 우리는 자연의 법칙을 어겼을 때만 문제(비만, 만성질환, 통증, 스트레스)가 발생하게 된다.

자연위생학은 일반상식에 기초를 두고 있다. 그러니까 자연의 법칙에 근거한다는 말이다. 당연히 우리의 몸은 스스로 체중을 직접 조절할 수 있는 능력이 있다. 우리는 이것을 선천적으로 가지고 태어난다. 이것은 자연의 법칙이므로 진실인 것이다. 우리 인간은 선천적으로 이러한 도구들을 가지고 태어났다. 그러나 어떤 이유에서인지 우리는 실생활에서 이 법칙들을 위반하면서 살아가고 있다. 나는 자연위생학에 대해 수많은 강연을 해왔다. 사람들은 내 강연을 들은 후 이렇게 말한다. "저도 그렇게 살아야 한다고 항상 느끼고 있어요. 그런데…" 나는 이런 대답을 얼마나 많이 들었는지 셀 수조차 없다. 나는 자연의 법칙과 인체의 본능을 말해주었다. 그러나 사람들은 시중의 잡다한 상업주의에 끌려다니다가 지쳐버린 것이다. 처음에는 자연의 법칙을 따르겠다고 결심한다. 그 다음에는 귀찮아서 내팽개친다. 마침내 아예 신경조차 쓰지 않는 상태로 흘러간다. 나도 이해한다. 나도 그랬기 때문이다. 나는 당신의 사고와 행동을 자연의 법칙에 따르게 하기 위해서 이 책을 썼다.

인간의 몸은 신(자연)의 창조물 중에서 가장 뛰어나다. 힘과 적응력에 있어서 대적할 것이 없다. 인간의 몸이 타고난 능력은 너무도 광대하다. 당신의 심장은 24시간마다 10만 번 정도 박동을 한다. 심장과 그 펌프장치는 15만 km의 혈관을 통해 한 번에 5.7L(리터)의 피를 퍼낸다. 이것은 하루에 2만 4천 L를 퍼내는 것과 같다. 50년 동안에 거의 4억 3천5백만 L를 퍼낸다. 5.7L의 피는 하루에 3,000~5,000번 정도 몸의 곳곳을 순환한다. 100조 개가 넘는 세포와 세포 사이를 순환한다. 초당 700만 개의 새로운 혈구가 생산된다. 이 펌프장치는 100여 년을 쉬지 않고 일할 수 있는 힘을 가지고 있다. 단 한 번도 쉬지 않는 것이 가능한 일인가? 그것도 100여 년 동안 말이다. 그러나 이것은 단지 순환기계통에 대한 이야기일 뿐이다.

이런 기능을 수행하기 위해서 인간의 몸이라는 이 기계가 발생하는 열은 도대체 얼마나 되는 것일까? 그러면서 36.5도 정도로 일정한 온도를 유지할 수 있다는 것 또한 놀라운 일 아닌가? 인체의 가장 큰 기관인 인간의 피부는 냉각장치 역할을 한다. 이 냉각작용을 지속적으로 수행하기 위해서 400만 개가 넘는 땀구멍이 지치지 않고 일을 하고 있다. 우리 몸속의 내장기관은 우리가 먹는 음식을 피와 뼈와 세포로 변형시키는 놀라운 능력을 가지고 있다. 또한 항상 완벽하게 균형을 유지한다. 폐는 피에 필요한 산소를 끊임없이 공급해준다. 뼈를 비롯한 인간의 골격체계는 몸이 똑바로 서고 걸을 수 있도록 지원한다. 우리 몸이 일상적으로 수행하는 활동의 세부사항을 책으로 쓴다면 그 정보량이 백과사전보다 더 많을 것이다. 이 완벽함의 정점에

뇌가 있다. 뇌는 이 모든 기적적인 활동을 감독하고 스위스 시계보다 정확하게 모든 일을 통제한다. 컴퓨터보다 더 고도로 발달된 인간의 뇌는 250억 개가 넘는 세포들로 이루어져있다.

각각의 세포를 살펴보면 더 깊은 인상을 받게 될 것이다. 한 개의 세포는 현미경 없이는 볼 수가 없다. 그러나 그 세포 안에서 벌어지고 있는 일들은 놀랍고도 놀랍다. 노벨상을 탄 과학자 100명이 모여 회의를 한다 하더라도, 무엇이 그 개개의 세포를 움직이게 하는지 설명하지 못할 것이다. 그것들을 수천 개의 다른 기능으로 분류할 수는 있다. 그러나 그 기능 뒤에 있는 힘은 우리가 상상할 수도 없다. 달리 말해서 우리 몸에 내재한 지능은 우리가 짐작하는 것보다 훨씬 더 복잡하고 훨씬 더 완벽하다. 그리고 100조 개가 넘는 이 놀라운 세포들은 60년, 70년, 80년, 100년 이상을 티끌만큼의 오차도 없이 완벽하게 움직이고 있다는 것을 생각해야 한다.

이해를 돕고자 비유를 들도록 하겠다. 지구상에 75억의 인구가 거주하고 있다고 치자. 수백만의 사람들이 함께 모여서 국가를 이루고 살아가는 것도 매우 어려운 일이다. 하물며 75억 인구가 서로 협력한다는 것이 가능할까? 인간에게는 불가능할 것이다. 그래서 싸움이 있고 전쟁이 발생하는 것이다. 그러나 우리 몸 안에 있는 100조 개의 세포들은 매일 같은 일을 협력해서 수행하고 있다.

또 하나 예를 들어보자. 지금 당신이 아주 중요한 편지를 친구에게 쓰고 있다. 또한 동시에 좋아하는 TV 연속극을 보면서 어학용 테이

프를 들고 있다고 상상해보자. 당신은 이 3가지 기능을 잘 수행할 수 있을까? 거기에다 저녁식사를 준비하고 바닥 청소를 추가해보자. 이 5가지 일을 동시에 해낼 수 있을까? 불과 5가지일 뿐이다. 우리 몸은 하루 24시간 동안 1,000조 개의 일을 수행한다. 100만도 아니고 10억도 아니고 1조도 아니다. 무려 1,000조다. 그것들은 우연히 이루어지는 것이 아니다. 정밀하고 완벽하게 신진대사와 생존을 위한 전 과정을 수행해낸다. 인간의 몸이 가진 엄청난 기능과 위대한 능력을 알게 된다면, 우리는 자다가도 놀라 벌떡 일어서게 될 것이다.

그렇다면 생각해보자. 이렇게 정교한 인간의 몸에 체중조절장치가 없다는 것이 상식적으로 말이 되는가? 신(자연)이 인간에게 벌을 내리기 위해 그 장치를 일부러 빼냈을까? 그런 일은 절대로 있을 수 없다. 몸의 체중조절장치는 태어나면서부터 갖춰진 것이다. 날씬한 몸매는 인간의 타고난 권리다. 따라서 비만은 자연의 법칙에 위배된 결과물이다. 당연하지 않은가? 화분의 화초가 방의 어느 위치에 놓여 있더라도 햇빛을 따라 움직이듯이, 우리의 몸도 항상성을 가지고 언제나 완벽하기 위해 노력한다. 마치 숨을 쉬고 눈을 깜박이는 것처럼 우리의 몸은 건강을 위해 중단 없이 분투한다.

인간의 몸은 항상 우리 편이다. 비만과 질병은 적이 아니라는 말이다. 문제를 해결하는 비결은 그것을 방해하지 말고 도와주기만 하면 된다. 그렇다면 인간이 자연의 법칙을 위반하고 배신하는 순간은 어느 때일까? 그렇다. 우리 인간의 식사시간이다. 당신이 비만으로 고

생하고 있다면, 당신의 몸에 집어넣는 음식이 가장 큰 원인이라는 사실을 나는 말하고 싶은 것이다.

비만과 질병의 가장 큰 원인이 매일 먹는 음식 때문이라는 것은 이미 상식이 되어버렸다. 데이빗 루벤David Reuben 박사는 자신의 베스트셀러 〈영양에 대해 당신이 알고 싶어 했던 모든 것〉Everything You Always Wanted to Know About Nutrition에서 다음과 같이 말했다. "환자에게 약물보다 훨씬 더 강력한 효과를 보이는 것이 있다. 바로 음식이다. 현대의학은 음식이 몸에 미치는 영향을 완전히 무시하고 있다. 우리 의사들은 학창시절에 음식에 관해 한 과목도 배우지 않았다. 인턴기간 동안에도 무시되었고 전공의 수련기간에도 무시되었다. 현대의학은 완전히 잘못된 길을 가고 있다. 많은 환자들이 먹지 못해서가 아니라 엉뚱한 것을 먹기 때문에 질병에 걸린다는 사실을 알게 되었다. 미국인들에게 가장 큰 위협은 끔찍스러운 핵무기가 아니다. 그것은 오늘 저녁 당신의 밥상 위에 놓여있는 음식들이다."

미상원특별조사위원회가 발표한 식사목표는 다음과 같았다. "우리는 제약업계와 의료계가 비만과 질병을 해결할 수 있다는 거짓된 교육을 받아왔다. 암과 심장질환도 현대의학에 의해 정복될 수 있다고 거짓된 교육을 받아왔다. 그러나 진실은 아주 가까이에 있었다. 우리가 매일 먹는 음식에 모든 원인이 있다는 사실은 제약업계와 의료계에 의해 철저히 가려져왔다. 그들은 예방에는 전혀 관심이 없고 오직 치료에만 집중했다. 문제는 그들의 비즈니스를 더 확대한다고 해서 결코 해결될 수 없다는 데 있다. 인간의 건강은 생물학적이나 환경적 요인에 의해 결정되는데, 그중 어떤 것도 우리가 먹는 음식보다 더 중요한 것은 없다."

간단히 말해서 모든 질병의 원인이 음식이라는 말이다. 당신이 음식을 바꾸기만 하면 암과 심장병과 고혈압과 당뇨를 고칠 수 있다는 말이다. 당연히 그런 질병의 근본적 원인이 되는 비만 또한 저절로 해결된다는 말이다. 이런 '새로운 진실'을 알게 된 당신과 나는 행운아들이다. 이제 우리는 '평생 살 안 찌고 질병 없이 사는 비결'이 음식에 있음을 알게 되었다.

자연위생학은 200년 가까이 존재해왔다. 그리고 수천수만의 사람들이 이를 통해 비만에서 벗어나고 질병에서 해방되었다. 그럼에도 불구하고 그 이름을 들어본 적이 있는 사람이 극소수에 불과하다는 사실은 매우 흥미로운 일이다. 이 책을 읽기 전에 당신도 '자연위생학'이라는 이름을 들어보지 못했을 것이다. 세미나를 하는 동안 나는 모든 청중들에게 묻는다. "자연위생학에 대해 들어본 적이 있는 사람 있나요?" 손을 든 사람은 거의 없었다. 이렇게 단순하고 명확한 자연의 법칙을 아무도 몰랐다는 것이 더욱 이상할 뿐이다. 언론의 관심을 받지 못한 것은 이해할 수도 있다. 그러나 이것이 세상에 알려지지 않은 가장 큰 이유는 무엇일까? 그렇다. 이론으로만 알려졌을 뿐, 한 번도 우리가 사용할 수 있는 실행 가능한 법칙으로 요약되고 정리된 적이 없었기 때문이다.

밤늦게 먹으면
무슨 일이 생길까?

　조금 더 깊이 들어가 보자. 먼저 우리 몸의 가장 흥미 있는 현상 하나를 살펴보도록 하자. 살을 빼는 데는 이 현상을 이해하는 것이 가장 중요하기 때문이다. 당신이 비록 과거에 수많은 다이어트를 실천해보았다 하더라도 아마 이런 매혹적인 개념은 접해보지 못했을 것이다.

　몸은 24시간 순환 리듬에 따라 움직인다. 대부분의 사람들은 그것이 존재한다는 것조차 알지 못하고 있다. 이 생리적 순환에 대한 광범위한 연구가 이루어졌는데 가장 주목할 만한 것들은 스웨덴 과학자 아레 와에르랜드Are Waerland와 미보건과학대의 프라이T. C. Fry 박사에 의해 이루어졌다. 또한 심리학자 게이 가에르 루스Gay Gaer Luce의 생체시간에 관한 저술과 수많은 과학자들의 '하루주기 리듬'

Circadian Rhythm에 관한 연구들이 있다. 이런 출처에서 나온 연구결과들에 의하면, 음식을 처리할 수 있는 인간의 능력은 하루의 규칙적인 3주기에 따라 변화한다는 것이다.

즉, 우리는 하루 단위로 음식을 먹고 소화시키며(섭취주기), 그 음식의 일부를 흡수하고 사용하며(동화주기), 우리가 사용하지 않은 찌꺼기와 노폐물은 제거한다(배출주기). 이 3주기는 어느 정도 동시에 이루어지기도 하지만, 각각의 주기는 하루의 특정 시간 동안에 보다 집중적으로 이루어진다.

■ 인체의 8시간 주기

낮 12시 ~ 저녁 8시 : 섭취주기(먹고 소화시킴)
저녁 8시 ~ 새벽 4시 : 동화주기(흡수 및 사용)
새벽 4시 ~ 낮 12시 : 배출주기(몸의 노폐물과 음식 찌꺼기의 제거)

분명히 우리는 일정 시간대에 음식을 섭취한다. 그리고 먹는 시간을 미루면 시간이 지날수록 배고픔이 상승하게 된다. 자는 동안 우리는 특별히 눈에 띄게 하는 일이 없다. 그것은 낮 동안 섭취한 것을 동화(흡수 및 사용)시키기 때문이다. 아침에 일어나면 우리의 입에서는 냄새가 나며 혀에 막이 씌워지기도 하고 눈곱이 끼기도 한다. 그것은 우리의 몸이 체내에서 사용되지 않은 음식 찌꺼기와 신진대사의 부

산물, 즉 몸의 노폐물을 제거하는 과정에 있기 때문이다.

밤늦게 먹으면 무슨 일이 일어나는지 주의해서 본 적이 있는가? 다음 날 아침 기분이 어땠는지 기억해보자. 깨어났을 때 개운하지 않고 '약에 취한 듯한' 느낌이 그것이다. 밤늦은 식사가, 음식물이 위를 떠난 이후에 진행되는 동화주기를 방해했기 때문이다. 생리적으로 우리의 몸은 저녁에 일찍 먹기를 원한다. 음식이 위를 빠져나가는 데는 최소 3시간이 걸린다. 인간은 700만 년 진화하는 동안 낮에 일어나 무엇인가를 먹고 해가 지고 밤이 되면 잠을 자는 생활을 지속해왔다. 우리 몸의 DNA는 그것을 똑똑히 기억하고 있다. 우리 어리석은 인간은 이런 자연의 법칙과 진화의 법칙을 위반한 결과로 비만과 질병을 선물로 받는다는 말이다.

밤늦게 무엇을 먹은 결과로 '인체의 8시간 주기'는 이제 혼란을 겪게 되었다. 자연의 법칙을 위배했기 때문이다. 그래서 아침에 일어나서 '약에 취한 듯한' 기분이 든 것이다. 이와 똑같이 만일 당신이 아침식사를 하지 않는다고 하더라도 아마 점심시간까지는 버틸 수 있을 것이다. 왜냐하면 당신의 몸은 배출을 하고 있었고, 배출하는 데 신경을 썼기 때문에 먹고 싶지 않았을 것이다. 그러나 점심시간 이후까지도 식사를 하지 않았다면 몸에서 반응이 왔을 것이다. 왜냐하면 당신의 몸은 섭취 주기에 들어서서 음식을 받아들일 준비가 되어있기 때문이다.

그러나 이 자연의 법칙을 당신이 설령 몇 번 정도 위배했을지라도, 또다시 그 법칙으로 돌아갈 수 있도록 우리 인간의 몸은 설계되어있다. 오전에 독소를 배출하고 낮 시간에 음식을 섭취하며 저녁에 동화(흡수 및 사용)시키는 자연의 법칙 말이다. 이 책을 읽으면서 당신은 인체의 24시간 주기가 얼마나 중요한지 깨닫게 될 것이다. 지금 '툭 삐져나온 뱃살과의 전쟁'을 치르고 있는 사람들이라면 배출주기에 가장 신경을 써야 한다. 배출주기에 장애가 생긴다면 날씬한 몸매를 성공적으로 만들 수 없다. 그만큼 중요한 것이다. 비만에서 벗어나려면 독성 노폐물을 몸 밖으로 내보내는 배출주기가 관건이다.

미국인의 2/3가 비만인 이유는, 우리의 음식습관에서 가장 중요한 배출주기를 지속적으로 방해했기 때문이다. 우리는 엄청나게 많은 양의 음식을 아주 빠른 속도로 섭취해왔고, 그 음식으로부터 우리가 필요한 것을 이용해왔다. 그러나 우리는 배출해야 할 각종 독성 노폐물을 배출하지 못했다. 바로 이것이 핵심이다.

많은 현대인들은 든든한 아침식사와 풍성한 점심식사, 그리고 화려한 저녁식사를 즐기며 산다. 독성 노폐물을 배출할 오전 시간에, 미처 배출되지 못한 독성 노폐물 속으로 또다시 음식을 투하하는 잘못을 저지르고 있다는 말이다. 이것은 자연의 법칙을 위반하는 일이다. 당신이 비만에서 해방되고 그 상태를 지속가능하게 유지시키려면 배출주기에 독성 노폐물이 배출되게 하시라. 독성 노폐물을 제거하지 않고는 절대 날씬한 몸으로 돌아갈 수 없다. 그렇다면 이 독성 노폐물은 처음에 어디서 생겨났을까? 그리고 어떻게 완벽히 제거할 수 있을까?

비만은 몸속의
독소 때문이다

독혈증Toxemia에 대해 들어보셨는가? 독혈증은 자연위생학 주창자들이 사용했던 용어로 존 틸든John H. Tilden 박사가 처음으로 사용했다. 현대과학에서는 '신진대사 불균형'이라 해석하고 있다. 몸은 조직의 생성과 해체를 통해 균형을 이루도록 매우 정밀하게 만들어졌다. 그런데 이 균형이 깨지는 것이 바로 '신진대사 불균형'이다.

아주 오래전 1926년 틸든 박사는 〈독혈증 해설〉Toxemia Explained이라는 책을 썼다. 이 책은 내가 읽었던 이전의 모든 다이어트 책과는 달랐다. 이 책은 무엇이 잘못되었고, 왜 잘못되었으며, 무엇을 해야 하고, 어떻게 해야 하는지 가장 쉽게 설명하고 있었다. 나는 처음으로 나의 뒤뚱거리는 걸음을 정상인의 걸음으로 바꾸는 데 성공할 수 있을 것이라는 강한 느낌을 받았다. 이 책은 건강에 관한 전반적인 주제를 다 다루면서도, ‘살이 찌는 이유’에 대해 내가 궁금해했던 모든 것을 매우 구체적으로 말해주었다.

그 이후로 독혈증에 관한 많은 책이 나왔다. 그러나 틸든 박사의 책이 유일하게 자연위생학 분야에서 걸작으로 간주된다. 간단하게 말하면 이렇다. 비만의 원인은 독혈증 때문이다. 몸속에 독소가 없는 상태를 유지하면 평생 날씬한 몸매를 유지할 수 있다. 몸의 과잉 독소가 비만의 근본 원인이기 때문이다.

그러면 독혈증이란 무엇이며 그것은 어디에서 오는가? 그리고 그것을 없애는 방법은 무엇인가? 자연위생학에 따르면 독혈증은 2가지 경로를 통해서 몸에서 생성된다. 정상적인 신체의 활동에서도 생성되지만 우리가 전혀 알지 못하는 경로를 통해서도 생성된다. 둘 다 제거하려면 우리 인간에게 엄청난 에너지가 필요하다. 몸속의 독소를 빼내는데 쉬울 리가 만무하다.

독혈증은 맨 처음 우리의 신진대사 과정에서 생성된다. 이 페이지를 읽고 있는 동안에도 우리의 몸은 가만히 있지를 않는다. 오래된 세포는 지속적으로 새로운 세포에 의해 대체된다. 우리 몸을 구성하는 100조 개의 세포 중에서 사실상 하루에 3천억 개 이상의 낡은 세포가 죽고 새로운 세포로 대체된다. 매일 대체되고 있는 세포의 숫자는 무엇에 영향을 받을까? 세포는 소화과정 중에 소화관(입에서 항문까지)에서 많이 죽기 때문에, 얼마나 많이 익혀지고 산화된 음식을 먹느냐에 따라 그 숫자가 달라진다. 이들 죽은 세포들은 독성이 있기 때문에 몸에 있는 4개의 배출통로(대장, 방광, 폐, 피부)를 통해 가능한 한 빨리 제거되어야 한다. 이것이 몸의 정상적이고 자연적인 과정이다. 이 독성 노폐물이 생산되는 것과 같은 속도로 제거된다면 걱정할 것이 없다. 당신의 몸에 에너지가 충분하면 이들 노폐물은 매일매일 완벽하게 제거된다.

독혈증이 몸에서 생성되는 두 번째 과정은 제대로 소화되거나 동화(소화 및 흡수)되지 못한 음식물의 부산물을 통해서다. 인간은 음식을 본래의 상태에서 이상야릇하게 변형시키는 묘한 습성이 있는 유일한 동물이다. 모든 야생동물은 자연에 있는 것을 그대로 먹는다. 그래서 야생동물에게는 병도 없고 비만도 없는 것이다. 그러나 우리 인간은 살아있는 음식보다는 가공해서 먹어야만 직성이 풀리는 지구상의 유일한 동물이다. 당연히 병과 비만이 따라온다. 공장에서 생산된 가공식품이 아니라도, 어떤 방법으로든 그것을 변형시켜서 먹고야 마는 묘한 동물이다. 우리는 거의 모든 음식을 튀기거나 찌거나 볶거나 삶거나 끓이거나 굽거나 한다. 자연 상태의 몸은 이 변형된 많은 음식을 처리하는 데 익숙하지 않다. 당연히 불완전하게 소화된 부산물은 몸에 수많은 찌꺼기를 만들어낸다. 이 찌꺼기는 독성이 있다. 아주 많이 있다. 이런 종류의 음식이 식사의 주를 이룬다면 몸이 혹사당하지 않는 게 더 이상한 일일 것이다.

정리해보자. 우리 몸은 첫째로 매일 신진대사라는 정상적인 과정을 통해서 300억 개 이상의 죽은 세포를 만들어내고, 둘째로는 효율적으로 이용되지 않은 찌꺼기(불을 사용해서 산 음식을 죽은 음식으로 변형시킨 결과물)를 통해 독성 노폐물을 만들어낸다. 이것이 독혈증이 생기는 과정이다. 이 독성 노폐물이 제거되는 것보다 생성되는 것이 더 많으면 어떻게 될까. 그 초과분은 당연히 쌓이고 쌓인다. 나는 아주 상식적으로 말하는 것이다. 바로 그것이 비만으로 이어진다. 거기서 끝나는 것이 아니다. 이 독소는 산성이다. 이 산성 노폐물이 피를 타고 뇌와 심장으로 들어가면 우리는 사망이다. 그래서 현명한 우리의 몸은 그것을 가장 안전한 곳(배와 허벅지 등)에 저장해둔다. 몸에 산성이 쌓이면 몸은 그것을 중화시키기 위해 수분을 흡수하게 되고 그러면 체중은 더 많이 늘어나게 된다. 물만 먹어도 살이 찐다는 말은 그래서 나온 말이다. 몸이 산성화되면 물을 자꾸 찾게 되고 이 수분을 통해 몸이 불어나는 것이다.

당신이 어떤 회사에서 일하고 있다고 가정하자. 하루 20개의 서류 박스를 분쇄기에 갈아서 없애버리는 것이 당신의 주된 임무라고 치자. 당신에게 시간이 충분하지 않을 수도 있고 에너지가 충분하지 않을 수도 있다. 그래서 하루에 15박스밖에 갈아버리지 못한다고 하자. 그렇지만 다음 날 또 20개의 박스를 처리해야 한다. 그러나 당신에게는 어제 하지 못한 5개의 박스가 남아있다. 15개밖에 갈아버리지 못하면 두 번째 날이 지난 후에는 10개의 박스가 남아있게 된다. 만약 당신이 월요일에 일하기 시작했고 1주일에 7일을 일한다면 다음 주 월요일에는 총 55개의 박스를 처리해야 할 것이다. 지난주에 다 못한 35개에다 월요일에 할당된 20개를 더하면 55개가 되기 때문이다. 그러나 당신은 15박스밖에 처리할 능력이 없다. 1주일밖에 지나지 않았는데 당신에게는 40개의 박스가 처리되지 못한 채로 남아있다. 이것들은 분쇄기에 갈아버릴 때까지 어딘가에 쌓아두어야 한다. 그러나 어디에 두겠는가.

매일 몸에서 제거하는 것보다 더 많은 독성 노폐물이 만들어지면 그 나머지는 어딘가에 저장되어야 한다. 항상 자신을 보호하고 본래의 모습을 유지하려고 꾀하는 현명한 인간의 몸은, 이 노폐물을 뇌나 심장 등 생명에 중요한 곳에 쌓으려고 하지 않는다. 독성 노폐물이 그곳으로 들어가면 죽음으로 가는 급행열차를 타는 것이기 때문이다. 그것은 지방조직이나 근육처럼 안전한 장소에 저장된다. 허벅지, 엉덩이, 허리의 둘레, 팔뚝, 턱 밑이 그 장소들인데 이 모두가 우리가 살이 제일 불거져 나왔다고 한탄하는 곳이다. 이 문제를 해결하지 않는다면 당신은 절대 비만을 해결할 수 없다. 이 축적된 독성 노폐물을 제거하려면 엄청난 에너지가 소모된다. 온몸이 발버둥을 쳐야 한다는 말이다. 당연히 우리의 몸은 불쾌감과 무기력감으로 소진될 수밖에 없다.

틸든 박사가 80여 년 전에 독자들에게 알리고자 했던 것이 바로 이것이다. 그것은 비밀에 싸인 것이 아니라 단순한 생리적 현상이다. 조금만 생각해보면 아주 단순한 원리이자 진리인 것이다. 상황을 통제할 수 있는 사람은 누구나 그것을 자신이 원하는 대로 조정할 수 있다. 독혈증을 이해하는 것이 먼저 중요하고, 몸에 이미 존재하고 있는 독성 노폐물을 제거한 다음, 그것이 제거되는 속도보다 빨리 쌓이지 않도록 보살피기만 하면 되는 것이다.

똑똑한 당신은 이 말을 이해했을 것이다. 노폐물을 제거하는 배출 주기가 아무런 방해 없이 일할 수 있도록 도와주는 것이 중요하다는 사실도 알게 되었을 것이다. 만약 무슨 이유로 배출주기(새벽 4시~낮 12시)가 방해를 받는다면, 독성 노폐물이 배출되지 못하고 저장될 수밖에 없는 것이다. 강물의 아래쪽을 청소하는 시스템이 잘 작동되기만 하면 강물은 항상 유유하게 흐를 수 있는 이치와 비슷하지 않은가.

독소를 제거하고 그것이 몸에 다시 쌓이지 않도록 하는 것이 중요하다는 것을 알았다. 그러나 어떻게 그런 일을 할 수 있다는 말인가? 이것이 우리의 관심사이다. 자연위생학을 연구한 이후 나는 확신을 갖게 되었다. 그것은 시중의 상업주의와 야합한 다이어트나 영양제나 칼로리 계산법이 아니라 매일매일의 생활양식이다. 가장 멋진 일은 이것이 매우 흥미롭다는 것이다. 무슨 복잡한 용어를 알 필요도 없다. 거기에 끼워서 맞추느라 스트레스를 받을 필요도 없다.

자, 어떻게 하면 맛있는 음식을 먹으면서 신진대사를 잘 유지할 수 있을까? 어떻게 하면 맛있는 음식을 즐기면서 독성 노폐물을 제거할 수 있을까? 아주 간단하고도 쉬운 방법들이 있다. 원래 진리는 단순한 법이다.

2장

수분이 많은
음식을 먹어라

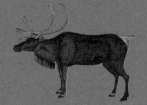

자연주의자 헬렌 니어링Helen Nearing에 대해 아시는가.

그녀는 1주일에 겨우 한두 잔의 물을 마셨다고 했다.

매일 신선한 채소와 과일을 충분히 먹기 때문에 물을 마실 필요가 없다고 했다.

그녀의 남편 스콧 니어링Scott Nearing은 죽기 한 달 전까지 장작을 팼다.

그는 100살 가까운 나이에 병원이 아닌 자신의 시골집에서 조용하고 평화로운 죽음을 맞이했다.

헬렌 니어링은 교통사고로 사망하기 전까지

90이 넘은 나이에도 왕성한 집필활동을 했다.

지구도 물이 70%,
인간의 몸도 물이 70%

이 원리를 설명하기에 앞서 당신에게 간단하고 재미있는 연습에 참여할 것을 권하고 싶다. 종이 한 장에 당신이 오늘 먹은 것을 나열해서 적어본다. 아직 먹은 것이 하나도 없다면 어제 먹은 모든 것을 적는다. 먹은 것을 적을 때는 맛만 본 것도 적는다. 즉 당신의 친구가 사온 케이크를 한입 살짝 먹어보았다면 그것까지 세세하게 적는다. 기억할 수 있는 한 당신의 몸 안에 들어간 것은 무엇이든 다 적는다. 이제 그 작성된 목록을 잠시 치워놓고 내 이야기를 들어보도록 하자.

인간이 살아가기 위해 절대적으로 필요한 것은 물과 공기와 음식 3가지다. 우리가 태어나는 순간부터 이 지구를 떠날 때까지 우리 몸은 본능적으로 물과 공기와 음식을 필요로 한다. 식물에 물을 주지 않으면 어떻게 되는지 잘 알고 있을 것이다. 시들어서 죽는다. 우리의 몸도 물을 주지 않으면 똑같은 현상이 벌어질 것이다. 물은 이처럼 중요하다. 수분함유량이 많은 음식이라는 말이 무슨 뜻일까? 우리는 물이 차지하는 비중이 70%가 넘는 지구에서 살고 있다. 달에서 지구를 내려다보면 지구표면의 70%가 물로 덮여있다는 것을 알게 될 것이다. 이 지구로 좀 더 깊이 들어가 포유류에 속하는 동물들을 보자. 인간을 포함한 모든 포유류는 그 몸의 70%가 수분으로 구성되어있다. 이 말을 처음 들었을 때 나도 믿기지 않았다. 나는 어디에도 물을 볼 수 없었으며 물이 흐르는 소리를 들을 수 없었다. 그러나 몸의 70%는 수분으로 구성되어있다.

이제 상식적인 질문을 하나 하겠다. 만약 지구의 70%가 물이고 우리 몸의 70%가 수분으로 되어있다면, 최상의 몸을 유지하기 위해서는 최소한 70%가 수분인 음식을 먹어야 하지 않을까? 우리 몸의 70%가 수분인데 우리가 규칙적으로 수분을 다시 채우지 않으면 인체는 어디서 수분을 얻게 될까? 태어나는 순간부터 마지막 숨을 내쉴 때까지 우리의 몸은 수분을 필요로 한다. 우리는 생존을 위해 물이 있어야 한다. 그러나 나는 지금 물을 마시는 것에 대해 말하는 것이 아니다.

어떤 사람들은 지금 이렇게 말할 것이다. "아, 그것 참 잘되었군요. 나는 하루에 물을 8잔 이상 마시고 있어요. 의사 선생님도 2L의 물을 매일 마시라고 했거든요." 그러나 물을 마신다고 해서 우리가 원하는 성공을 결코 가져다주지 않는다. 수분함유량이 높은 음식은 이 땅에서 자라는 음식을 말한다. 자연적으로 수분함유량이 아주 높은 2가지 음식을 의미한다. 오직 2가지밖에 없다. 그것은 과일과 채소다. 당신이 먹는 그 밖의 모든 것은 농축된 음식이다. 농축되었다는 말은 가공처리나 요리를 통해 수분이 제거되었다는 것을 의미한다. 당신이 원하는 체중감소를 위해서 과일과 채소만을 먹어야 한다고 말하는 것은 아니다. 내가 얘기하고자 하는 것은 우리 몸의 70%가 수분으로 이루어져있기 때문에 우리는 총섭취량 중 70%가량은 수분이 많이 포함된 음식을 먹어야 한다는 것이다. 그 말은 과일과 채소가 식사의 주가 되어야 한다는 것을 의미한다. 나머지 30%는 농축된 음식, 즉 통곡물이나 빵 등으로 이루어져도 크게 문제될 것이 없다.

산 음식은 오직
과일과 채소뿐이다

왜 인간에게는 수분이 이토록 중요할까? 2가지 중요한 이유가 있다. 그리고 왜 물을 마시는 것이 자양분 섭취와 몸 정화에 충분하지 못한지 이유도 설명하겠다. 수분은 음식에 있는 영양분을 몸의 모든 세포에 전달하는 역할과 독성 노폐물을 제거하는 역할을 한다.

우리 몸이 가지고 있는 모든 영양소, 즉 생존에 필요한 모든 비타민, 미네랄, 단백질, 아미노산, 효소, 탄수화물 등은 과일과 채소에 함유되어있다. 과일과 채소에는 인간에게 아주 필요한 단백질이 칼로리 백분율로 무려 5%~10%가량(살구 10%, 바나나 4%, 오이 11%, 포도 4%, 오렌지 7%, 복숭아 8%, 딸기 7% 등) 함유되어있다.

우리가 먹는 음식은 기본적으로 크게 3단계에 걸쳐 소변과 대변으로 배출된다. 위장(소화 및 분해)과 소장(흡수)과 대장(배출)이 그 3단계다. 이 필요한 영양분들은 과일과 채소에 함유된 수분에 의해 위장에서 소장으로 운반되고 그곳에서 모든 영양분이 흡수된다. 그리고 과일과 채소에 가득 함유되어있는 식이섬유(쓰레기 청소부)의 도움을 받아 대장을 거쳐 배출된다.

수분함유량이 높은 음식을 먹는다는 말은, 몸이 필요로 하는 모든 것이 들어있는 음식을 먹는다는 것을 의미한다. 여러분 중에는 '난 비타민과 미네랄 영양제를 먹고 있어요'라고 말할 사람이 있을지도 모르겠다. 그러나 내가 여기서 말하는 비타민과 미네랄은 약국이 아니라 과수원과 밭에서 가져온 것을 말하는 것이다.

수분은 몸 곳곳에 영양분을 운반하는 일 외에도 몸으로부터 노폐물을 제거하는 해독작용을 수행한다. 몸무게를 줄이는 데 있어서 정화나 해독은 가장 중요하고 가장 먼저 선행되어야 한다. 우리 몸에 있는 것은 그것이 무엇이든지 깨끗하게 세척해야 한다. 당신은 오늘 목욕이나 샤워를 했을 가능성이 높다. 그렇지 않다면 어제 했거나 아니면 내일 할 것이다. 샤워나 목욕을 하지 않고 버틸 수 있는 기간이 그 정도이다. 왜냐하면 청결해지고 싶기 때문이다. 옷도 마찬가지다. 지금 입고 있는 옷을 6개월 동안 벗지 않는다면 어떻게 될까? 내 말이 농담이라는 것을 당신도 알 것이다. 그렇게 오랫동안 갈아입지 않는다면 너무 더러워져서 냄새가 날 것이다. 만약 당신이 6개월 동안 세차하지 않았는데 그동안 비도 내리지 않았다면 어떨까? 차창 밖을 볼 수도 없어서 운전이 불가능할 것이다. 그 정도로 더러워질 것이다. 무엇이든 씻지 않으면 그렇게 더러워지는 법이다.

어리석은 우리 인간이 정기적으로 씻거나 세척하지 않는 것이 하나 있다. 무엇일까? 그렇다. 우리 몸의 내부다. 우리는 몸의 내부가 세척되지 않는 방식, 즉 오염되는 방식으로 음식을 먹고 산다. 그렇기 때문에 미국인의 2/3가 비만이다. 또한 그렇기 때문에 미국인 넷 중의 세 사람이 자연사하지 않고 심장병이나 암에 걸려 사망하는 것이다. 우리 인간은 매일 샤워를 하면서도 그보다 훨씬 중요한 몸의 내부는 씻지 않는 치명적인 결함을 가진 어리석은 동물이다.

유일한 해결책은 수분함유량이 높은 음식을 먹는 것이다. 물을 마시는 것은 소용이 없다. 이것이 중요하다. 의사들은 하루에 2L나 3L의 물을 마시라고 충고한다. 몸에 수분을 공급하고 불순물을 걸러내야 하기 때문이라고 한다. 물론 맞는 말일 수도 있다. 그러나 그것은 근본적으로 틀렸다. 왜냐하면 물은 과일과 채소에 있는 수분처럼 효소와 각종 원소들을 몸 곳곳으로 운반하지 못한다. 인간의 순환기의 모든 기능은 이 수분(자연의 법칙에 의해 깨끗하게 정화된)이 정기적으로 공급될 때 가장 쉽게 이루어진다.

자연주의자이자 미니멀리스트이자 철학자이기도 했던 헬렌 니어링Helen Nearing에 대해 아시는가? 그녀는 1주일에 겨우 한두 잔의 물을 마셨다고 했다. 매일 신선한 채소와 과일을 충분히 먹기 때문에 물을 마실 필요가 없다고 했다. 그녀의 남편 스콧 니어링Scott Nearing은 죽기 한 달 전까지 장작을 팼다. 그는 100살 가까운 나이에 병원이 아닌 자신의 시골집에서 조용하고 평화로운 죽음을 맞이했다. 헬렌 니어링은 교통사고로 사망하기 전까지 90이 넘은 나이에도 왕성한 집필활동을 했다. 그녀는 명저 〈헬렌 니어링의 소박한 밥상〉Simple Food for the Good Life에서 다음과 같이 밝혔다. "조리한 콩에서는 새싹이 트지 않는다. 조리는 파괴하는 것이요, 재로 만드는 것이다. 죽은 음식, 화장火葬한 음식이 되는 것이다. 반면 생과일과 생채소는 햇빛으로 익힌 살아있는 음식이다. 우리는 살아있는 조직으로 구성된 산 음식을 먹어야 한다. 음식물 속의 살아있는 조직과 인체의 조직 세포가 서로 에너지를 교환하면 건강을 주는 힘이 생긴다."

우리는 몸을 정화시키는 방식이 아니라 오염시키는 방식으로 먹고 있다. 우리는 위장이 턱턱 막히도록 먹는다. 우리는 몸이 더 이상 막히는 것을 원치 않는다. 왜냐하면 위장이 막히면 막힐수록 체중은 더 늘게 되고 비만을 해결하는 일은 더 어려워질 것이다. 당장 오늘 저녁에 먹게 될 음식을 생각해보아도 정답은 나온다. 지금 저녁상에 올라와있는 음식을 보시라. 그리고 스스로에게 물어보자. '이 음식이 나를 정화시킬 것인가? 아니면 나를 막히게 할 것인가?' 달리 말해서 '이 식사가 과일과 채소로 이루어져있는가?' 본인에게 물어보시라. 음식을 먹을 때마다 본인에게 질문을 해야 하는 아주 중요한 대목이다. 아주 간단하다. 나는 지금 독소를 제거하고 정화시키는 음식을 먹고 있나, 아니면 내 몸의 순환을 막히게 하고 독소를 생산해내는 음식을 먹고 있는가.

당신이 먹는 대부분의 음식은 몸을 막히게 하는 성질을 가지고 있다. 우리 음식이 우리 몸을 막히게 한다. 그리고 몸이 막혔기 때문에 우리는 건강이 나빠지는 것을 느끼기 시작한다. 그 후에 건강이 나아지기 위한 조치를 취한다. 그러나 우리는 여전히 몸을 막히게 하는 음식을 먹고 있다. 이제 밥상을 앞에 두면 '식사의 70%가량이 수분이 많은 음식으로 되어있나' 살펴보시라. 건강하고 날씬한 몸매를 가지고 싶다면 스스로에게 이 질문을 해야 한다.

　매년 미국에선 수십만 건의 관상동맥 수술이 시행되고 있다. 자행되고 있다는 표현이 적절하겠다. 비용만 해도 수만~수십만 달러가 든다. 이 수술로 인해 가계가 파산하는 일까지 빈번하다. 수술 한 번으로 평생 벌어놓은 재산이 날아간다는 말이다. 미국인들의 동맥이 막혔기 때문이다. 이 불행한 수십만 명 중에 수분이 많은 음식을 주식으로 하는 사람들은 거의 없다. 믿지 못한다면 내기를 해도 좋다. 이상한 일이지만 우리는 공짜로 얻는 것을 가장 함부로 대한다. 우리는 훌륭한 몸을 공짜로 가지고 태어났기 때문에 그것을 당연한 것으로 받아들이고 함부로 하는 경향이 있다. 우리는 우리 몸에 거스르는 방식을 그만두고 협력하는 방식을 택해야 한다. 그렇게 하는 완벽한 방법은 몸을 막히게 하는 음식을, 몸을 뚫어내는 음식으로 바꾸는 일이다.

　우리가 몸을 정화시키는 음식보다 오염시키는 음식을 그렇게 많이 먹는 이유는 우리가 포로이기 때문이다. 우리는 포로다. 그렇다.

우리는 혀끝 미각의 포로이다. 우리는 미각을 위해서는 무엇이든 한다. 우리가 먹는 음식이 동물의 시체든 물고기의 시체든 그것이 우리 입에 맞고 맛이 좋으면 우리는 그것을 먹는다. 그것에 대해 두 번 생각하지도 않는다. 음식에 대한 유일한 조건은 '맛이 어떠냐'이다. 입에서 살살 녹는다고 활짝 웃는다. 그러나 몸의 나머지 부분은 어떠한가? 미각이 놓여있는 몸의 아주 작은 부분인 혀와, 몸의 나머지 부분(혀끝을 넘긴 음식을 처리해야 하는 목구멍부터 위장과 소장과 대장과 항문까지)을 나누어서 생각해보자. 왜 사람들이 신체의 그 작은 부분에 그렇게 많이 신경을 쓰고 그렇게 큰 나머지 부분에는 관심이 없는지 궁금하지 않은가.

'있잖아, 난 오늘 아침에 시간이 없어서 아무것도 못 먹었어. 부리나케 출근했지만 오늘따라 할 일이 너무 많아서 커피 한 잔 마실 시간도 없었어. 점심도 건너뛰었지. 하루 종일 일만 했어.'라는 말을 들어보았을 것이다. 그러나 이제 시계가 5시를 가리키고 퇴근할 시간이 되었다. 갑자기 이 사람은 자신이 얼마나 배고픈지를 깨닫게 된다. 이 사람은 배를 쓰다듬으며 '아, 배고파. 하루 종일 아무것도 먹지 못했군. 지금 나가서 장을 청소하고 씻어주는 음식으로 배를 채워야겠군.'이라고 할까? 절대 그렇지 않다. 그렇게 말하는 사람은 한 사람도 없을 것이다. '피자를 먹을까 햄버거를 먹을까'라는 말을 했을 가능성이 높다. 대부분의 경우 사람들이 배고플 때는 '무엇이 가장 맛이 있을까'를 생각한다. 그리고 그곳에 가서 그것을 우걱우걱 먹는다. 씹지도 않고 털어 넣는다는 표현이 적절하다.

　만약 '무엇이 가장 맛이 있을까'만 생각한다면 몸을 세척하거나 독소를 제거할 수 없을 것이다. 혀끝이 좋아하는 음식만 먹으면 독소가 쌓이고 살이 찌는 것이다. 음식을 즐기지 말라는 말이 아니다. 맛 좋은 음식을 먹되 입이 아니라 몸이 원하는 것을 먹으라는 것이다. 내가 말하고자 하는 것은, 수분을 많이 함유한 음식(과일과 채소) 70%, 농축된 음식 30% 비율의 식단개념을 금과옥조로 삼자는 것이다. 과일과 채소는 여러분이 상상하는 것보다 훨씬 더 많은 것을 선물로 줄 것이다.

　이 모든 것은 간단한 한 문장으로 요약될 수 있다. 날씬한 몸매로 활력이 넘치고 원기왕성하게 살아있길 원하면 살아있는 음식을 먹어야 한다. 그것을 알기 위해서 박사학위를 딸 필요가 없다. 살아있는 몸은 살아있는 음식으로 만들어진다. 살아있는 음식은 수분함유량이 많은 음식이다. 수분이 많지 않다면 그 음식은 살아있는 것이 아니다. 매일 먹는 음식의 대부분을 가공처리되었거나 변형된 음식이 차지한다면, 그것이 우리 몸에 어떤 영향을 미치게 될 것인지는 당신의 상상력에 맡기겠다. 과일과 채소에는 수분이 엄청나게 많다. 다른 음식들은 모두 농축되어있다. 요리를 통해 가공되고 처리되는 과정에서 수분이 거의 다 빠져나가기 때문이다.

　나는 다른 포유류 동물과 우리를 비교하고 싶다. 포유류 동물들을 보자. 애완용으로 기르거나 동물원에 갇혀있는 동물에 대해 말하는 것이 아니다. 이 동물들은 사람의 지배 아래에 있다. 따라서 인간이 가지고 있는 수많은 문제들을 똑같이 가지고 있다. 그들은 공장에서 가공된 음식을 먹고 인간과 똑같은 만성질환에 걸린다. 그리고 인간과 똑같이 비만의 문제를 가지고 있다.

그러나 당신은 야생에서 뛰노는 뚱뚱한 호랑이나 사슴을 본 적이 있는가? 자연에 있는 동물 중에 이가 빠져서 틀니를 사용하거나, 듣기 위해 보청기를 사용하거나, 보기 위해 안경을 쓰거나, 머리가 벗겨져 가발을 쓰거나, 심장이 펌프질하도록 인공심장을 달거나, 콩팥을 위해 혈액투석기를 달고 있는 동물을 본 적이 있는가? 일 년에 100만 마리의 물소가 심장질환으로 죽어가고 있다는 말을 들어본 적이 있는가? 혹은 50만 마리의 독수리가 암으로 죽어간다는 소식을 들어본 적이 있는가? 25만 마리의 원숭이가 뇌졸중으로 죽어가고 있다는 소식을 들어본 적이 있는가? 혹은 수천 마리의 다람쥐가 당뇨로 죽어간다는 소식을 들어본 적이 있는가? 내가 너무 과장된 비유를 하는 것일까? 모든 야생동물들은 잘 먹고 건강한 상태로 있어야만 생명을 꾸려갈 수 있다. 그렇지 않으면 적자생존에 의해 죽어 없어질 것이다. 대부분의 야생동물들은 우리 인간에 비해 더없이 건강하고 날씬하고 팔팔하다. 왜 그럴까?

사자가 호랑이를
잡아먹지 않는 이유

　야생동물들이 우리 인간에 비해 건강하고 날씬한 이유를 찾아보자. 그것을 이해하기 위해서는 인간이 먹는 음식과 다른 포유류 동물들이 먹는 음식을 비교해봐야 한다. 다른 포유류 동물들, 즉 자연 속에서 사는 동물들은 수분이 아주 많은 살아있는 음식을 먹는다. 그들은 요리나 가공을 통해 수분이 빠져나간 음식을 먹지 않는다. 그렇기 때문에 그들은 우리보다 훨씬 더 좋은 신체적 건강 상태에 있다. 고기밖에 먹지 않는 육식동물조차도 수분함유량이 높은 음식을 먹는다. TV나 영화에서 사자가 얼룩말이나 사슴을 잡아먹는 것을 본 적이 있는 사람은 알 것이다. 사자는 한결같이 먹이의 안쪽을 뜯어내고 배를 열어젖혀 내장부터 먹는다. 평화로운 해변에서의 하루가 아니다. 정글에서 벌어지는 일이다. 사자가 얼룩말을 먹을 때 왜 내장부터 먹을까? 거기에 수분이 가장 많기 때문이다.

육식동물은 육식동물을 먹지 않는다. 생각해보자. 사자는 호랑이를 먹지 않고 곰은 늑대를 먹지 않는다. 육식동물은 기아로 허덕이는 상황에 처하지 않는 이상, 식물이나 과일을 먹는 그 동물을 먹는다. 왜냐하면 그것이 모든 육식동물이 필요로 하는 것이기 때문이다. 그들은 식물왕국에서 나온 음식을 먹어야 한다. 대부분의 동물은 식물왕국에서 난 음식을 직접 취하거나 그 음식을 먹은 동물을 먹는다. 사자가 내장부터 먹는 것은 그곳에서 이미 소화된 수분함유량이 높은 음식을 찾을 수 있기 때문이다. 그런 다음에 다른 기관을 먹는다. 사자는 사냥한 동물의 내장을 다 먹은 다음에 90% 이상이 수분으로 된 피를 마셔버린다. 달리 말해서 안에서 먹기 시작해서 밖으로 나온다. 마지막으로 남는 것은 근육인 살코기다.

따라서 우리가 해야 할 일은 수분함유량이 높은 음식을 가능하면 많이 먹도록 하는 것이다. 때로는 하루의 식사비율이 정확하지 않을 수도 있다. 수분함유량이 많은 음식 70%와 농축된 음식 30%로 완벽하게 균형 잡히지 않을 수 있다. 그래도 좋다. '다이어트 불변의 법칙'은 다른 다이어트처럼 일종의 감옥과 같은 판결을 내리지 않는다. 죄의식을 느낄 필요도 없다. 죄의식을 느껴야 할 것이 아무것도 없다. 당신이 찾는 음식에 대한 갈망은 수십 년 동안에 걸쳐 쌓여온 것이다. 그러한 갈망을 극복하는 데 얼마간의 시간이 필요할 것이다. 균형을 유지하는 것도 중요하다. 그러나 균형을 더 많이 깨지 않는 것도 중요하다. 오늘 무거운 음식을 먹었다 해도 내일이 있다. 아주 새로운 날이다. 전날 수분함유량이 많지 않은 음식을 많이 먹었다면 다음 날은 수분함유량이 높은 음식을 많이 먹기만 하면 된다. 핵심은, 무엇이 되었든 수분이 많은 신선한 음식을 정기적으로 먹는 것이 중요하다는 사실을 마음에 새기는 것이다. 만약 그것을 무시한다면, 당신은 절대 비만에서 탈출할 수 없을 것이다. 이것을 명심하기 바란다.

반세기 이전에 이 원리를 연구한 사람이 있다. 노만 워커Norman W. Walker 박사는 109세까지 살면서 자신의 원리를 스스로 증명해냈다. 그는 손수 채소를 기르며 강연을 하고 책을 썼다. 어느 누구도 그를 휠체어에 태워서 밀지 않았고 바나나를 으깨어 입에 넣어주지도 않았다. 그는 신체적으로 완전히 독립적이었다. 그의 건강과 장수의 비결은 무엇일까? 그의 명저 〈단순하고 자연적인 체중조절〉Pure and Simple Natural Weight Control에서 워커 박사는 다음과 같이 언급했다.

"모든 식물, 즉 과일과 채소와 견과류와 씨앗류는 자연 상태에서 원자와 분자로 구성된다. 이 원자와 분자 안에는 우리가 효소라고 알고 있는 생명에 없어서는 안 될 원소가 존재한다. 효소는 실체가 있는 것이 아니다. 그것은 모든 살아있는 세포의 원자와 분자 안에 있는 생명의 원리다."

"인체의 세포 안에 있는 효소는 식물에 있는 것과 똑같다. 그리고 몸에 있는 각각의 원자는 식물의 원자와 일치하는 유사성을 지니고 있다. 결과적으로 세포를 다시 만들거나 그 세포를 대체하기 위해 특정 원자가 필요할 때, 우리 몸은 우리가 먹은 채소나 과일에서 그것을 얻어낸다. 몸의 세포와 정확히 같은 종류와 형태의 원자를 자석과 같은 흡인력으로 몸의 그 세포까지 끌어당긴다."

"따라서 우리 신체의 모든 세포와 자연 상태의 음식에 있는 모든 세포들은 효소를 통해 생명을 얻게 된다. 이 자석과 같은 흡인력은 살아있는 분자 안에서만 이용될 수 있다. 효소는 섭씨 54도가 넘는 열에는 매우 민감하다. 섭씨 54도에서 이들은 모두 죽는다. 섭씨 54도가 넘게 음식을 요리하는 것은 효소에겐 사형선고이고, 남는 것은 죽은 음식뿐이다."

"죽은 것이 살아있는 생물을 위해 일할 수 없는 것은 당연하다. 결과적으로 섭씨 54도가 넘는 온도에서 요리된 음식은 그 음식의 생명인 영양가치를 잃어버린다. 그런 음식은 몸에서 생명을 지탱시킬 수 없다. 설사 지탱시킨다 하더라도 그것은 점차 에너지를 퇴보시킬 뿐이다."

자신이 저술한 다른 모든 책에서 워커 박사는, 날씬하고 활기찬 몸을 유지하는 것이 목표라면 수분함유량이 높은 음식을 소비하라고 말한다. 그 말을 한 사람이 바로 살아있는 증거다. 그는 109세까지 활동적이고 건강하게 살았다. 나라면 그의 말을 들을 것이다.

1980년대에 로스앤젤레스 타임스L.A. Times와 위클리 월드 뉴스 Weekly World News는 우연칭Wu Yunqing이라는 중국 남자에 관한 기사를 실었다. 그는 142세로 자전거를 타고 있는 사진이 실려있었다. 식사에 관한 질문을 하자 그는 답했다. "나는 과일과 채소를 먹습니다. 그리고 옥수수와 밥과 고구마와 같은 식물성 음식만을 먹습니다." 그 말을 한 사람이 바로 살아있는 증거다. 그는 1838년에 태어나 1998년에 사망한 것으로 기록되어있다. 160세. 비공식 세계 최장수 기록이다. 시중의 상업적인 이론을 믿지 말고 살아있는 증거를 믿으시라.

내셔널 지오그래픽National Geographic지는 알렉산더 리프Alexander Leaf라는 과학자에 관한 이야기를 실었다. 리프 박사는 세계에서 가장 오래 산 사람들을 찾아 나섰다. 그가 발견한 가장 일관성 있게 장수한 사람들이 살고 있는 세 지역은 러시아의 아브카지아Abkhazia, 에쿠아도르의 빌카밤바Vilcabamba, 파키스탄의 훈자Hunza 마을이었다. 그는 빌카밤바와 훈자에서 살이 찐 사람들을 전혀 발견하지 못했고 아브카지아 사람들 중에도 극소수밖에 없다는 사실을 발견했다. 이 사람들은 놀라울 정도로 질병이 거의 없었다. 암도 없었다. 심장질환도 없었다. 더욱이 그들 중 대부분은 100세 가까이 살고 있었으며 신체적으로도 매우 활동적이었다. 이 사람들의 식습관을 연구한 리프 박사는 아브카지아 사람들은 70%가량을, 빌카밤바와 훈자 사람들은 80% 이상을 수분함유량이 높은 음식으로 먹는다고 지적했다. 리프 박사와 학자들은 놀라서 입이 다물어지지 않을 정도였다고 한다. 다시 말하지만 눈에 보이는 것이 살아있는 증거다.

많은 의사들과 과학자들이 하얀 가운을 입고 TV에 나와 소리 높여

주장한다. 이것을 먹어라, 저것을 먹어라. 그 사람이 날씬한 몸매를 가지고 있고 건강해 보인다면 그 말을 믿어라. 그러나 얼마나 많은 의사들이 암에 걸리고 온갖 질병에 시달리고 있는지 안다면 당신은 놀랄 것이다. 그들이 30~40대의 젊은 사람이라면 어쩔 수가 없다. 그 나이에는 대부분 건강하기 때문이다. 70~80대의 의사가 그런 말을 하고 실제 날씬하고 건강하다면 믿어도 좋다. 눈에 보이는 것이 살아 있는 증거이기 때문이다.

앞에서 말한 것처럼 당신이 하루 동안 먹은 모든 것을 적어놓았었다면 이제 그것을 꺼내 보도록 하자. 당신에게 2가지 질문이 있다. 첫째, 당신이 먹은 것의 70%가 수분함유량이 많은 음식(신선한 과일, 채소, 혹은 이것들로 만든 주스)인가? 둘째, 그것이 매일의 일상적인 식사인가? 그 목록의 70%가 수분함유량이 높은 음식이 아닌 데다가 매일 그런 식으로 먹고 있다면 문제가 있다. 물론 생활의 다른 요소들도 살이 찌게 하는 요인일 수 있다.

그렇다. 스트레스, 심리적 요인, 직업, 감정, 모든 것이 비만의 원인이 될 수 있다. 그러나 다른 모든 요인들을 합한 것도 음식만큼 몸무게에 큰 영향을 주지 못한다. '하루에 사과 한 알이면 의사가 필요 없다'(An Apple a Day Keeps The Doctor Away)는 옛말은 확실히 옳은 말이다. '토마토가 빨갛게 익으면 의사의 얼굴은 파랗게 변한다'(When Tomatoes Turn Red, The Doctor's Face Turns Green)는 옛말은 괜히 나온 말이 아니다. 이 속담들은 '하루에 사과 하나(토마토나 오렌지 하나 그리고 다른 몇 가지 과일들)와 샐러드를 먹는다면 세상의 모든 의사는 파산한다'로 바뀌어야 한다. 좀 길고 번거롭게 표현했지만 이것이 상식이고 진리다. 자연의 법칙인 것이다.

억지로 물을
마실 필요가 없다

어떤 사람은 이렇게 반문할 것이다. "저는 매일 물을 많이 마십니다. 하루에 2L 정도 마시는 걸요. 그러니까 과일과 채소를 많이 먹을 필요가 없지 않나요?" 이 책을 읽고 있는 당신의 생각은 어떠신가. 맞는 말인가, 틀린 말인가? 실제로 수분함유량이 많은 음식을 먹을수록 물을 많이 마시고자 하는 욕망은 줄어든다. 달리 말해서 당신이 하루에 2L의 물을 마시고 있다면, 당신이 먹는 음식에서 필요한 양의 수분을 얻지 못하기 때문이다. 이것은 아주 중요하다. 당신의 식사는 농축된 음식이 주를 이루고 있어서 당신의 몸이 계속해서 물을 찾고 있으며 지속적으로 갈증이 생기는 것이다. 지금 사과 한 알과 샐러드를 먹어보시라. 갈증이 생겨 물을 찾게 될까? 당신이 진짜 음식을 먹고 있다면 물을 마실 필요가 없다는 말이다. 우리 몸을 살리는 과일과 채소를 매일 한 바구니씩 먹는다면, 의사의 충고대로 2ℓ의 물을 마실 필요가 전혀 없다. 그랬다간 화장실만 뻔질나게 가게 될 뿐이다.

물에 대해서 한 가지 더 말할 것이 있다. 이것은 아주 중요하다. 식사를 하면서 물을 마시는 것은 몸을 아주 쇠약하게 한다. 많은 사람들이 음식을 먹으면서 동시에 물을 마신다. 이것은 좋은 습관이 아니다. 왜냐하면 위장에는 음식을 분해하는 소화액이 있다. 음식을 먹으면서 물을 마시면 그 물은 소화액을 희석시켜 음식이 제대로 소화되는 것을 방해한다. 이것은 또한 섭취주기와 동화주기를 크게 방해하고 엄청난 에너지 손실을 초래하며, 결과적으로 가장 중요한 배출주기에 악영향을 미치게 된다.

요약해보자. 수분함유량이 높은 음식을 먹으면 우리 몸속에 있는 독성 노폐물이 씻겨 나가고 당연히 몸무게는 줄게 된다. 나는 배출주기가 체중감소에 있어 얼마나 중요한지를 몇 번이나 강조했다. 수분함유량이 높은 음식을 규칙적으로 먹는 것보다 더 효과적으로 몸속의 노폐물 배출을 촉진하는 방법은 없다. 이것은 세상에서 증명하기 제일 쉬운 사실이다. 그리고 당신이 1주일만 실천해보면 바로 증명될 것이다. 내가 말했지 않은가. 눈으로 보는 것이 살아있는 증거라고….

이제 우리 몸에서 독소를 제거하는 데 중요한 2번째 얘기를 해보자. 이것 또한 수분함유량이 높은 음식만큼 중요하다. 그것은 음식을 어떻게 섞어 먹느냐에 관한 문제다.

Fit For Life

3장

섞어 먹을수록
살이 찐다

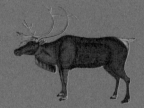

자연 속의 동물들은 음식을 아무거나 섞어 먹지 않는다.
그것이 그들이 건강한 이유다.
그들은 한 번에 한 가지 음식을 먹는다.
우리 인간과는 다르다. 우리는 닭고기든
소고기든 손에 잡히는 것은 무엇이든 다 먹는다.
그것도 한꺼번에 섞어서 우걱우걱 구겨 넣는다.

소화기관은
너무 지쳐있다

섞어 먹을수록 살이 찐다고? 처음 듣는 말이라서 당신은 고개를 갸우뚱할지도 모른다. 그러나 곰곰이 생각해보시라. 인류의 진화과정 700만 년을 놓고 보았을 때 식탁 위에 진수성찬을 차려놓고 먹었던 때는 없었다. 아무리 양보해도 인류가 농사를 짓기 시작한 1만 년 전부터라고 해도 틀리지 않다. 그렇다. 인류가 식탁 위에 여러 음식을 차려놓고 먹기 시작한 것은 호모 사피엔스의 진화과정 중 무려 $1/7,000,000$에 불과하다. 그러니까 700만 년 동안 동굴이나 초막에서 나무의 열매나 풀 등, 겨우 한두 가지 음식을 먹던 인류가 어느 날 갑자기 온갖 음식을 구겨넣게 되었다는 말이다. 인간의 몸이 과연 적응을 해낼 수 있을까?

백번 양보해서 인류가 이것저것 섞어서 먹기 시작한 것은 인류가 농사를 짓기 시작한 1만 년 전부터다. 인류가 각종 비만과 질병에 시달리기 시작한 시점과 정확히 일치한다는 말이다. 소는 어제도 풀을 먹고 오늘도 풀을 먹는다. 수천만 년을 그렇게 살아왔다. 사자는 어제도 고기를 먹고 오늘도 고기를 먹는다. 수천만 년을 그렇게 살아왔다. 그렇다면 소가 갑자기 고기와 풀을 섞은 다음 스파게티와 햄버거와 핫도그를 섞어 먹는다면 소의 몸이 적응할 수 있을까? 사자가 갑자기 고기에다 풀을 섞은 다음 오렌지주스와 피자와 프라이드치킨을 섞어 먹는다면 적응할 수 있을까?

과일가게의 상한 과일들을 모아놓은 통에서는 무슨 냄새가 날까? 향긋한 냄새가 날 것이다. 채소가게의 버려진 채소들을 모아놓은 통에서는 무슨 냄새가 날까? 독한 냄새는 없을 것이다. 그렇다면 대형식당에서 손님들이 먹다 남긴 음식물을 버린 쓰레기통에서는 무슨 냄새가 날까? 당신은 코를 막고 도망칠 것이다. 섞으면 섞을수록 쉽게 부패하기 때문이다.

단호하게 말하겠다. 인간은 여러 가지 음식을 섞어 먹으면서 진화해오지 않았다. 섞어서 먹으면 먹을수록 당신은 살이 찌고 질병에 걸린다. 왜 그럴까? 음식은 섞으면 섞을수록 쉽게 부패하고 독성물질을 뿜어내기 때문이다. 인간은 그 독성 노폐물을 대변과 소변, 그리고 호흡과 땀구멍 등으로 배출하기 시작한다. 살아야 하기 때문이다.

그렇다면 다 배출하지 못한 독성 노폐물은? 그렇다. 바로 지방에 저장한다. 독소가 혈관이나 뇌로 가면 사망하기 때문이다. 현명한 우리의 몸은 노폐물을 일단 지방에 저장했다가 나중에 배출하려는 자기방어기능을 작동시킨다. 지방도 힘들다. 노폐물이 너무 많기 때문이다. 그래서 친구에게 도움을 요청한다. 친구가 누구일까? 그렇다. 바로 수분이다. 수분과 지방은 서로 힘을 합쳐 독성물질을 안전하게 가둔다. 기회를 보았다가 배출해버릴 결심을 한다.

그런데 다음 날 또 독성물질이 들어온다. 지방은 다른 지방 친구들과 수분 친구들에게 도움을 요청한다. 당신의 몸은 이제 독성물질과 지방과 수분이 가득한 몸이 되었다. 바로 그것이다. 당신이 살이 찌는 이유는 바로 그것 때문이다. 너무도 단순하지 않은가? 적게 먹고 운동을 많이 하는 것이 살빼기의 기본이라고 교육받은 사람들에게 이 원리는 다소 생소할 것이다. 그러나 음식배합의 중요성은 지난 100년 동안 지속적으로 주장되어왔다. 이 주제에 관해 처음으로 연구한 사람들 중 한 명을 소개하겠다. 당신도 아는 사람일 것이다.

파블로프Pavlov라는 이름을 기억하시는가. 조건반사에 관한 실험 이외에도 파블로프는 적절한 음식배합에 관해 엄청난 연구를 했고, 1902년에는 〈소화선의 작용〉The Work of Digestive Gland이라는 제목의 책을 출간했는데, 거기서 그는 적절한 음식배합의 기초원리에 대해 밝혔다. 적절한 음식배합은 대단한 효과가 있다. 그 가치를 구체화하려는 연구가 많이 있었는데, 그중 가장 유명한 것은 허버트 셸턴Herbert Shelton 박사에 의한 것이다. 그는 1928년부터 1981년까지 텍사스주에 있는 샌안토니오San Antonio에서 학교를 운영했는데, 그곳에서 적절한 음식배합에 관해 가능한 한 가장 광범위한 연구자료를 수집하였다.

이 원리를 위반하면 부정적인 결과들이 발생했다. 당연히 살이 찌고 몸이 아팠다. 섭취주기가 어떤 방식으로든 방해를 받으면 이어지는 다음 주기(동화주기와 배출주기)들도 고통을 겪는다는 사실은 불을 보듯 확실한 일이다. 적절한 음식배합의 원리를 지켜야만 섭취주기가 최고조로 능률화된다. 모든 것은 서로 연결되어있다.

음식을 잘 배합해서 먹는 것이 살을 빼는 것과 도대체 무슨 관계가 있단 말인가? 당신에게 묻는다. 당신은 하루를 어떻게 시작하시는가? 잠자리에서 일어나자마자 뛸 듯이 즐거운 마음과 활력이 넘치는 몸으로 하루를 시작하시는가? 그것이 아니라면 억지로 겨우겨우 일어나서 커피를 마시고 담배를 피우시는가? '오늘 하루는 또 얼마나 즐거울까'라는 기대감으로 시작하시는가? 아니면 '금요일까지 잘 버틸 수 있으면 좋겠다'는 생각을 하시는가? 일과를 마친 후에도 여전히 에너지가 충만하신가? 자녀나 배우자나 친구들과 시간을 좀 더 보낼 것을 기대하시는가? 아니면 겨우 힘을 내서 저녁식사를 하고 TV 앞 소파에 주저앉아있다가 쓰러져 잠을 청하시는가? 이 2가지 서로 다른 하루의 차이는 무엇일까? 바로 에너지다.

지금 이 책을 읽고 있는 사람 중에 더 많은 에너지를 원치 않는 사람은 아마 아무도 없을 것이다. 에너지는 마치 돈과 같다. 내가 만약 100달러짜리 지폐를 당신에게 건네준다면 당신은 그걸 찢어서 길거리에 버리겠는가? 물론 그러지 않을 것이다. 그러나 만일 100달러 지폐를 받지 않고 내팽개친다고 가정해보자. 그렇다면 돈보다 훨씬 더 중요한 에너지도 그렇게 내팽개칠 수 있을 것인가? 에너지가 그렇게 중요한지 알고서는 그렇게 하지 않을 것이다. 그러나 당신은 모르는 채로 그렇게 살고 있다. 달리거나 독서를 하거나 놀거나 다른 어떤 일에도 에너지가 필요하다. 사실상, 당신의 몸 안에 에너지가 없다면 당신이 살아있지 않다는 것을 의미한다. 에너지가 없으면 생명도 없다.

모든 사람이 더 많은 에너지를 갖길 원한다. 몸에서 에너지가 가장 많이 소모되는 곳은 어디일까 생각해보시라. 다리 근육일까? 뇌일까? 심장일까? 틀렸다. 그곳은 바로 소화기관이다. 점심식사 후에 졸리고 힘이 처지는 경험을 모두 해보았을 것이다. 왜 그럴까? 모든 에너지가 위장과 소장과 대장, 그러니까 소화기관에 있는 음식을 처리하는 데 집중되기 때문이다. 달리거나 수영하거나 자전거를 타는 것보다 더 많은 에너지가 소화에 소모된다. 사실상, 음식을 소화하는 것보다 더 많은 에너지가 소요되는 것의 이름을 낼 수가 없다. 소화가 되지 않으면 뇌는 정지 상태가 된다. 머리가 지끈거리며 아프면 아무것도 먹을 수가 없다. 장과 뇌는 서로 긴밀하게 연결되어있기 때문이다.

가장 중요한 몸의 독소제거를 위해 에너지는 반드시 필요하다. 몸으로부터 독성 노폐물을 규칙적으로 배출할 수 있다면 살은 저절로 빠진다. 그 빠진 몸무게는 다시 늘어나지 않을 것이다. 배출에는 많은 에너지가 필요하다. 배출주기도 아주 중요하다. 우리의 몸은 에너지의 협조 없이는 독성 노폐물을 제거할 수 없다. 우리가 우리의 몸을 사랑한다면 에너지를 꾸준히 공급해야 한다. 이것이 몸을 건강하게 하고 군살을 없애주는 정답이다. 독소제거를 위해 몸이 사용할 수 있는 충분한 에너지를 지니는 것이다.

많은 과학자들이 가장 효율적인 음식배합에 대해 연구해왔다. 어떤 특정한 음식배합이 다른 종류의 음식배합보다 훨씬 더 효율적일지 모른다는 의문에 바탕을 두고 많은 사람들이 연구해왔다. 그 최선의 음식배합이 에너지를 최적화시키고 소화과정을 최적화시킨다고 결론 내렸다. 그렇다면 그 최선의 음식배합은 무엇일까?

한 번에
한 가지만 먹어라

음식배합의 원리는 이것이다. 반드시 기억하길 부탁드린다. 우리 몸은 위에서 한 가지 이상의 농축음식을 동시에 분해하고 소화할 수 없도록 만들어졌다. 이것은 아주 단순하다. 그러나 중요한 말이다. 농축음식이 무엇을 의미하는지를 기억해야 한다. 살아있는 음식, 즉 과일과 채소가 아닌 것은 무엇이든 농축되었다. 인간의 위장은 한 번에 하나 이상의 농축음식을 분해하고 소화하는 데 무척 힘들어한다. 이것은 한 번에 한 가지 이상의 농축음식을 먹어서는 안 된다는 사실을 말해준다. 이렇게 간단하다.

모든 포유류는, 소화관의 길이가 3.65m 정도인 사자부터 무려 85m나 되는 기린까지, 그 동물이 먹는 음식의 종류에 맞게 생물학적으로 적응된 소화기관을 지니고 있다. 이 지구상에는 육식동물(사자나 호랑이 등), 초식동물(말이나 노루 등), 잡식동물(곰이나 쥐 등), 과일식을 하는 동물(오랑우탄이나 침팬지 등) 들이 있다. 그들은 모두 그것을 먹고 소화시키면서 수백수천만 년 진화를 해왔다. 인간이 어떤 형태의 소화기관을 가지고 있느냐에 대해서는 논란이 있다. 그러나 한가지 확실한 것은 인간은 여러 가지 형태의 소화기관을 모두 가지고 있지 않다는 사실이다. 그러나 우리 인간은 사자, 기린, 돼지, 말, 원숭이의 음식을 모두 먹는다. 인간은 이 모든 동물들이 먹는 음식을 먹을 뿐만 아니라, 밥상 위에 이 모든 것을 올려놓고 한꺼번에 먹는다. 여기에서 문제가 발생한다. 이것은 소화기관에 엄청난 부담을 지우며 몸에 독성 노폐물을 만들어내고 엄청난 양의 에너지를 소모시킨다. 식사 후에 힘이 빠지고 졸린 것은 이 때문이다. 그러나 당신이 과일 몇 개와 샐러드를 먹는다면 절대 나른한 증상은 생기지 않는다. 당신은 과일과 채소를 충분히 먹은 다음 30분 후에 42.195km 마라톤도 할 수 있을 것이다.

　당신은 고기와 감자를 함께 먹었을 것이다. 생선과 밥도 같이 먹었을 것이다. 닭고기와 국수도, 계란과 토스트도, 치즈와 빵도, 시리얼과 우유도 함께 먹었을 것이다. 이렇게 음식을 먹는 것은 몸에 엄청난 부담을 지운다. 날씬한 몸매와 쌩쌩한 에너지도 갖게 해주지 못한다. 이렇게 많은 음식을 한 식탁에서 계속해서 먹는다면 당신이 필요로 하는 에너지를 결코 갖지 못할 것이다. 식탁 위 음식의 종류가 많을수록 당신의 몸은 더 힘들어진다. 체중감소를 위한 일차 목표는 독소를 제거하는 일이다. 그런데 이 독소를 제거하기 위해서는 완전한 에너지가 필요하다. 왜 사람들은 힘이 없다고 할까? 왜 사람들은 에너지가 없다고 할까? 부적절하게 배합된 음식이 위 안에 들어와 부적절하게 요동치고 있기 때문이다.

이것은 또한 수많은 제국의 수많은 왕들이 겨우 40~50세에 죽게 된 요인이기도 하다. 그들은 2가지 원인으로 죽음을 맞이했다. 하나는 전장에서 적의 화살을 맞았고 또 하나는 기름진 산해진미 진수성찬에 파묻혀 서서히 죽음을 맞이했다. 그 당시는 그 원인을 알지 못했다. 그래서 당신과 나는 행운아들이다. 죽음은 몸이 그 상황에 대처할 에너지를 더 이상 가지고 있지 않다는 것을 의미한다. 그렇게 마구 섞어서 먹고도 일찍 죽는 이유를 모르겠다고 하면 누가 당신을 변호하겠는가.

미국인의 2/3가 비만이다. 사람들이 음식을 되는대로 무차별하게 섞어 먹기 때문이다. 이것은 좀 더 설명이 필요하겠다. 고기와 감자를 예로 들어보자. 왜냐하면 아마 모든 사람들이 이것을 한두 번은 먹어본 적이 있을 것이기 때문이다. 고기와 감자를 예로 들고 있지만 밥과 생선, 닭고기와 국수, 빵과 치즈로 바꿔서 말할 수도 있다. 스테이크를 먹는다고 하자. 일단 위장 속으로 들어가면 농축된 단백질은 그것을 분해하는 특정 소화액인 산성액(위산)을 필요로 한다. 동시에 당신은 구운 감자도 먹을 것이다.

이제 당신은 이렇게 말할지도 모른다. "잠깐, 감자는 채식 음식이 아닌가요?" 사실이다. 감자는 채식의 일종이다. 만약에 날감자를 베어 물어 씹어 삼킨다면, 이것은 위장 속에서 수분함유량이 많은 음식이 될 것이다. 그러나 일단 굽거나 쪄서 먹으면 턱이 아플 때까지 씹어도 그것은 물로 변하지 않는다. 일단 구운 감자는 그 안에 있는 수분이 상당 부분 제거되어 매우 농축된 전분의 성격을 띠게 된다. 따라서 이렇게 농축된 전분이 스테이크와 함께 위장으로 들어간다. 그런데 이 전분음식을 분해하는 데 필요한 소화액은 산성이 아니라 알칼리 환경에서 활성화된다. 화학수업을 들은 사람이라면 산과 알칼리가 만나면 어떤 일이 벌어지는지 잘 알 것이다. 이 둘은 서로를 중화시킨다.

당신은 지금 막 스테이크와 감자를 먹었다. 그것들은 위장으로 들어갔다. 그리고 그것들을 분해할 소화액들이 막 중화되었다. 위장 속에서는 어떤 일이 벌어질까? 무한히 지혜로운 인간의 몸은 비상사태를 즉시 알아차린다. 왜냐하면 몸 안의 최우선순위가 음식물의 소화이기 때문이다. 몸은 혼란에 빠지게 된다. 더 많은 소화액을 분비시켜야 한다. 이것은 시간과 에너지를 필요로 한다. 새로운 소화액들이 위장에서 분비된다. 그다음엔 무슨 일이 생길까? 이것들은 또다시 중화된다. 이제 몸은 정말 한계까지 몰리게 된다. 더 많은 소화액이 위장에 분비되기 위해 더 많은 에너지가 필요하다. 오랜 시간이 걸릴 수밖에 없다.

실제로 몸에서 이 모든 소화액을 만들어내려면 많은 과정과 시간이 소요된다. 소화액이 또다시 위장으로 분비되면 우리는 소화불량이나 속쓰림을 경험하기 시작한다. 나는 앞에서 우리가 먹는 음식이 크게 볼 때 3단계에 걸쳐 소변과 대변으로 배출된다고 말한 바 있다. 위장(소화 및 분해)과 소장(흡수)과 대장(배출)이 그 3단계다. 그러나 제대로 소화되고 분해되지 못한 음식이 위장의 연동작용으로 위장을 빠져나간다. 이 소화가 덜 된 음식은 위장에서 여러 시간 동안 묶여있다가 강제로 소장으로 빠져나갈 수밖에 없다. 위장은 소장에게 이렇게 말할 것이다. "아 힘들다, 이젠 네 차례야."

섞어 먹으면
부패한다

생각해보자. 소화시키기 힘들어 위장에 오래 머문 음식들은 어떻게 될까? 그렇게 오랫동안 위장에 머무른 대부분의 단백질은 부패된다. 대부분의 탄수화물은 발효된다. 부패되고 발효된 것은 어떤 상황 아래서도 몸에서 사용할 수 없다. 음식물 속에 들어있는 영양소들은 건강한 세포에 흡수될 수 없다. 부패되고 발효된 음식은 몸에서 유독한 산을 발생시킨다. 부패와 발효 때문에 가스가 찬 느낌과 헛배, 속쓰림, 역류성 식도염, 소화불량 등을 경험하게 된다.

문제는 계속해서 이어진다. 우리는 이제 한 움큼의 소화제와 제산제를 털어 넣는다. 왜냐하면 음식을 되는대로 무차별하게 먹고 있기 때문이다. 그 음식들이 한꺼번에 모두 위장에 들어가면 인간의 몸은 그것을 처리할 수가 없다. 우리는 식사를 마친 후에 그 음식을 장에서 내보내기 위해 약을 복용하는 지구상의 유일한 족속이다. 너무 많이 먹어서 소화제를 먹는 야생동물을 보았는가?

모든 것이 부패되고 발효되어 결과적으로 산이 발생되기 때문에 위장에는 실제로 한 뭉텅이의 부패하고 썩고 역겨운 냄새가 나는 음식만 남아있게 된다. 들으면 별로 유쾌하지 않을 것이다. 그러나 사실이다. 나는 당신에게 무례하게 대하고 싶지 않다. 나는 객관적으로 말하는 것이고, 몸에서 벌어지고 있는 일을 정확히 알려주고 싶을 뿐이다. 억지로 위장에 머물러야 하는 음식은 소화가 되지 않으며 말 그대로 썩어가고 있다. 음식 안에 존재해있던 영양분도 잃게 된다. 이것저것 섞어 먹으면 음식이 오랫동안 위장에 머무르기 때문에 몸은 엄청난 양의 에너지를 소모한다.

그런 다음 음식은 억지로 9m나 되는 소장과 대장(소장 6~7m, 대장 1.5~2m)을 거쳐나가야 한다. 소장과 대장의 이름 구별은 그 길이로 하는 것이 아니라 지름으로 한다. 소장의 지름은 3~4cm이고 대장은 소장 지름의 약 2배 정도인데, 그래서 '지름이 작은 장(소장)'과 '지름이 큰 장(대장)'으로 이름이 붙여졌다. 어쨌든 소장과 대장을 합쳐서 9m나 되는 소화기관이 이 썩은 음식을 처리해야 한다. 그렇기 때문에 이것저것 섞어 먹으면 피곤한 것이다. 그렇기 때문에 당신은 에너지가 없는 것이다. 이 음식은 위장을 벗어나는 데만 8시간이 걸릴 수도 있다. 소장과 대장을 모두 통과하는 데는 20~40시간이 걸릴 수도 있다.

이것은 얼렁뚱땅 짐작만으로 하는 말이 아니다. 이것은 실제 실험에서도 증명되었다. 〈위생학 시스템 제2권〉The Hygienic System, Vol. II 에서 허버트 셸턴 박사는 의학박사 아서 케이슨Arthur Cason의 실험에 대해 언급했다. 케이슨 박사는 조교들과 함께 행한 두 집단의 실험을 통해 이를 증명했다. 이 실험을 통해, 한 끼에 단백질이 가득한 음식과 탄수화물이 가득한 음식을 동시에 섭취하면 소화를 지연시키고 엄청난 방해까지 받는다는 사실을 증명해냈다. 그는 소화의 속도를 기록한 통제실험을 했고 찌꺼기에 대한 최종 분석도 했다. 그는 "과잉 탄수화물과 과잉 단백질이 혼합되었을 때 위장에서는 항상 소화가 지연되었다. 그 정도는 개인마다, 그리고 섭취된 특정 단백질이나 특정 탄수화물에 따라 차이가 발생한다."고 갈파했다. 찌꺼기에 대한 검사에서는, 이것저것 섞어 먹은 경우에는 소화되지 않은 탄수화물 미립자와 단백질 파편과 섬유질이 보인 반면, 따로따로 섭취되었을 때는 그 각각의 성분이 완전히 소화되었다. 만약 음식이 제대로 배합된다면(한 끼에 한 가지만 먹는다면) 그것은 완전히 분해되고 흡수되어 에너지로 이용된다. 소화되지 않은 어떤 성분도 거의 남아있지 않는다는 말이다.

또한 잘 맞지 않는 음식이 서로 배합되어 섭취되면 당연히 발효가 일어난다. 결과적으로 소화관에서 알코올이 생산되는데 술을 마신 것과 같은 유사한 결과를 보여주며 간을 손상시킨다. 빈속에 닥치는 대로 먹고 나면 술을 마신 것처럼 어질어질한 것이 바로 그런 이유에서다. 단식이나 간헐적 단식 후에 과식을 금하는 것도 그래서다.

적절한 음식배합의 원리는 이것이다. 우리는 에너지 소모를 원치
않는다. 음식이 위장 안에서 8시간 머물러있으면서 부패되고 발효되
기를 원치 않는다. 20시간 이상 부패한 채로 남아있어서 장을 망쳐버
리길 원치 않는다. 우리가 진짜 원하는 것은 음식이 부패, 발효, 헛배,
속쓰림, 소화불량 없이 위장에서 3시간 정도 머무르는 것이다. 우리
는 약물복용을 원치 않는다. 우리는 음식이 빨리 효율적으로 장을 통
과하길 원한다. 그것을 보장하는 방법은 한 번에 2가지가 아니라 한
가지의 농축음식을 먹는 것이다. 2가지 이상의 농축음식을 동시에
먹는 것은 음식이 체내에서 부패하게 되는 큰 요인이다. 썩은 음식은
소화되고 흡수될 수 없다. 부적절한 음식의 배합은 동화주기와 배출
주기를 철저하게 방해한다.

이 모든 문제를 피할 간단한 방법이 있다. 스테이크나 생선이나 닭
고기를 먹고 싶다면 그렇게 하시라. 어떤 살코기를 먹는다면 그것이
그 식사의 한 가지 농축음식이라는 것을 인식하는 것이 중요하다. 그
말은 그것과 함께 다른 어떤 농축된 음식을 먹어서는 안 된다는 의미
이다. 감자, 밥, 국수, 치즈, 혹은 빵도 안 된다. 그러나 수분함유량이
많은 음식과는 괜찮다. 달리 말해서 스테이크와 함께 약간의 채소,
예를 들어 상추나 브로콜리를 같이 드시라는 말이다. 당신이 좋아하
는 어떤 채소든 괜찮다.

채소는 특정 소화액이 거의 필요가 없다. 채소는 중화액이나, 산성,

알칼리성 액에서도 분해된다. 말하자면 브로콜리나 호박을 살짝 데 치거나 볶거나 튀기거나 어떤 방식이든 괜찮다. 그러나 더 많이 익힐 수록 더 많은 생명과 수분이 그 음식에서 빠져나간다는 사실을 명심 하길 바란다. 스테이크와 채소와 버무린 샐러드를 함께 먹는다. 이렇 게 먹는다고 배가 고파지지는 않을 것이다.

당신은 이렇게 말할 수도 있다. "저는 오늘 햄버거를 단품으로 먹 었으니 선생님 말씀을 실천한 것 아닐까요? 저는 오늘 피자만 몇 조 각 먹었으니 음식배합의 원리를 실천한 것 아닐까요?" 햄버거는 그 자체가 '범벅음식'이다. 빵과 채소와 고기와 치즈와 각종 화학양념이 뒤범벅된 음식이다. 피자 또한 밀가루와 치즈와 고기가 범벅이 되어 있다. 피자와 햄버거에 콜라를 마신 다음 트랜스지방에 푸욱 담가 튀 겨낸 감자튀김까지 곁들인다면 그야말로 범벅음식의 선두주자가 된 다는 말이다. 혀끝의 미각 때문에 당신의 엉덩이둘레보다 허리둘레 가 넓어지는 우스꽝스런 모습이 된다는 말이다.

당신에게 굶으라는 말이 아니다. 인간의 몸에는 특정한 생리적 법 칙이 있는데 그것을 존중하라는 말이다. 그것이 전부다. 만약 구운 감자를 먹고 싶다면 그것도 좋다. 구운 감자를 드시라. 순수한 탄수 화물 음식인 현미밥을 함께 먹으면 그것이 가장 좋다. 그러나 그것을 아주 약간의 버터와 함께 먹어도 된다. 호박, 콩, 브로콜리, 또는 원하 는 다른 채소, 또는 샐러드를 함께 먹어도 좋다. 당신은 굶주릴 필요 가 없다.

고기를 먹고 싶다면? 고기를 채소나 샐러드와 같이 먹는다. 빵을 먹고 싶다면? 빵을 채소나 샐러드와 같이 먹는다. 스파게티를 먹고 싶다면? 마늘, 채소, 샐러드와 같이 먹는다. 치즈를 먹고 싶으신가? 그럼 치즈를 잘게 썰어 샐러드에 넣은 후 마른 빵 조각은 넣지 말고 먹는다. 또는 치즈를 녹여 채소와 함께 위장에다 넣을 수 있다. 식사 때마다 고기를 먹지 않으면 단백질이 부족할까 봐 전전긍긍하는 사람들에게 이 말은 지나치게 단순하게 들릴지도 모른다. 나는 그 문제를 다음 장에서 다루겠다.

당신은 원하는 음식을 원하는 만큼 먹어도 좋다. 그러나 모든 음식을 한꺼번에 쏟아 넣거나 그것들을 모두 동시에 먹지 않도록 하길 바란다. 이 '한 번에 한 가지' 방법은 부패도 되지 않고 발효도 되지 않기 때문에 음식에 있는 영양분을 최대한도로 추출할 수 있다. 고통스러운 소화불량을 끝내고 에너지가 충만한 삶을 살 수 있다는 것이다. 음식배합의 원리를 어기면 부정적 결과들이 나온다. 이 원리를 충실히 따르기만 하면 긍정적인 결과들이 나온다. 긍정적인 것을 구하자. 맨 첫 번째 긍정적인 결과는 당연히 날씬한 몸매와 청명한 피부로 나타날 것이다.

고기와 우유를 같이 먹으면
몸은 더 힘들다

위대한 신(자연)께서 한 가지 음식 안에 탄수화물과 단백질을 섞어 놓았으며, 자연이 그렇게 하였으니 우리도 그렇게 해도 좋다고 주장하는 사람들도 있다. 이 반론은 일면 맞기도 하지만 근본적으로 문제가 있다. 만약에 콩처럼 단백질과 탄수화물이 상당히 많이 혼합된 음식을 따로 먹으면 상관없다. 그러면 몸은 효율적으로 소화를 진행할 수 있도록 소화액의 분비량과 분비시간을 스스로 조정하게 된다. 자연에서 가져온 것은 그것에 탄수화물과 단백질이 상당량 섞여있어도 전혀 문제가 될 수 없다는 말이다. 그러나 별개의 탄수화물 음식과 별개의 단백질 음식을 한 끼에 같이 먹으면 소화에 필요한 소화액 분비가 복잡해지고 힘들어진다. 콩처럼 단백질과 탄수화물이 함께 섞인 음식을 먹는 것과, 개별 단백질 음식과 개별 탄수화물 음식을 섞어 먹는 것과는 엄청난 차이가 있다.

단백질과 탄수화물을 섞는 것이 좋지 않다면, 단백질과 단백질 혹은 탄수화물과 다른 탄수화물을 섞어 먹는 것은 괜찮을까? 실제로 한 끼에 한 종류의 단백질 음식을 먹는 것은 큰 문제가 없다. 그러나 2가지의 서로 다른 단백질 음식을 섞어 먹는 것은 위험하다. 이유는 단백질마다 성격이 아주 다르고 복잡하게 구성되어있어 2가지 이상의 단백질에 필요한 소화 요건을 맞추기 위한 조절이 불가능하기 때문이다. 따라서 섞어 먹은 2가지의 단백질은 몸속에서 부패한다. 이것은 아주 중요하다. 이것은 2종류의 고기를 같이 먹을 수 없다거나 2종류의 견과류를 같이 먹을 수 없다는 의미가 아니다. 이것은 고기와 계란과 생선과 우유와 견과류같이 서로 성격이 다른 단백질을 동시에 먹어서는 안 된다는 의미다.

탄수화물은 단백질만큼 분해가 어렵지 않다. 따라서 하나 이상의 탄수화물 음식을 함께 먹을 수 있다. 예를 들어 샐러드에 마른 빵 조각을 넣고 먹어도 좋다. 거기에 구운 감자를 곁들여 먹는다면 관계없다. 이것들은 발효되지 않고 소화가 될 것이다. 밥과 콩도 좀 버겁기는 해도 위장 안에서 서로 맞을 수 있는 배합이다. 또는 채소 샌드위치를 먹으면서 콘칩(권장하고 싶지 않은 공장음식이지만)을 먹고 싶다면 그것도 어느 정도 소화가 될 것이다. 2종류의 서로 다른 탄수화물 음식은 섞어 먹더라도 위장 안에서 상하지 않고 소화 흡수될 수 있다. 그렇다고 하더라도 한 번에 한 가지만 먹는 것이 가장 좋다. 소화기관의 일거리가 적어져서 결과적으로 에너지의 소모가 적게 된다. 남아있는 에너지는 당신의 비만과 질병을 치료하는 일에 활용된다.

적절한 음식배합의 원리를 소개하면서, 나는 당신에게 현재 식사 습관을 바꾸라고 제안하고 있다. 그러나 당신의 생활을 완전히 뒤바꿔야 한다는 말은 아니다. 자신의 속도에 맞추어 할 수 있는 한 자주 하라는 것이다. 물론 더 자주 할수록 성공할 가능성이 더 많아진다. 더 자주 할수록 더 빨리 체중을 감소시킬 수 있을 것이다. 정말 단순하지 않은가? 우리가 여기서 말하는 것은 새로운 식사법에 관한 것이다.

그것은 700만 년 진화해온 우리 오랜 인류, 호모 사피엔스의 식사법이다. 그러나 1만 년 전 농경생활의 시작으로 과잉 생산된 음식을 섞어 먹기 시작하면서 문제가 시작되었다. 그러다가 1700년대 중반 산업혁명 이후로 공장음식과 공장식 축산물이 식탁에 올라오기 시작하면서 더 큰 문제가 시작되었다. 인류의 절반 가까운 사람들이 체중 문제로 싸우는 지경으로 몰고 온 것이다. 우리는 우리 몸에 에너지를 주는 적절한 방법을 한 번도 배우지 못했다. 당신에게 물어보겠다. 100여 년 전에 뚱뚱한 몸매 때문에 외출을 꺼린 사람들이 있었던가? 음식습관을 바꾸기 위해 다이어트를 실천했던 기록을 수백 년 전의 고전에서 읽어본 적이 있는가?

일을 어렵게 만드는 유일한 것은 사람들이 오랜 세월 쌓아온 잘못된 신념이다. 우리는 그것을 통념이나 고정관념이라 부른다. 그릇된 신념은 진보에 대한 가장 큰 장애물이다. 어떤 것에 대한 신념이 아주 강하면 그것이 잘못되었다는 증거나 물증이 아무리 많아도 그 신념을 단념시키기 힘들게 된다. '세상에서 가장 무서운 사람은 평생 단 한 권의 책을 읽은 사람이다'라는 말이 있다. 토마스 아퀴나스St. Thomas Aquinas의 '단 한 권의 책만을 읽은 사람을 조심하라'(Beware the man of a single book)라는 말을 풍자적으로 풀어낸 말이다.

3백여 년 전 태양이 지구의 둘레를 도는 것이 아니라 지구가 태양의 둘레를 돈다고 했던 사람이 있었다. 이 이론이 터무니없다고 하여 가혹하게 처벌을 받은 갈릴레오를 생각해보자. 앞서 나온 코페르니쿠스의 발견에 바탕을 두고 이론을 세운 갈릴레오(1564~1642)는 태양이 지구를 돌지 않는다고 주장했다. 그는 말도 안 되는 주장을 했다고 해서 종교재판을 받았다. 그는 당시로는 비교적 고령(69세)인 나이를 감안해서 '평생 가택연금'이라는 판결을 받았고 몇 년 후 그렇게 집에서 쓸쓸한 죽음을 맞이했다.

누구라도 아침에 밖으로 나가면 해가 하늘을 따라 움직이다가, 밤에 바닷속으로 떨어지거나 산 너머로 사라지는 것을 볼 수가 있다. 맞지 않나? 그러나 틀렸다. 오늘날 해가 지구의 주위를 돈다고 믿고 있는 사람은 아무도 없다. 그러나 확실히 그렇게 보이는 것 또한 사실이다. 그렇지 않은가? 우리가 가지고 있는 특정 음식습관도 마찬가지이다. 옳은 것으로 보이지만 그것은 명백히 잘못되었다. 얼마나 오랜 시간이 지나서 갈릴레오의 주장이 옳다고 밝혀졌는가? 전통이라는 것은 그것이 얼마나 오류가 있든 상관없이 쉽게 없어지지 않는다. 인간은 한번 주입된 사고를 쉽게 바꾸지 않는 동물이다. 새로운 지식(새롭게 밝혀진 진실)을 머리와 가슴으로 받아들이면 생각과 행동이 혼란스럽기 때문이다.

음식을 적절히 배합한다고 해서 먹고 싶은 음식을 먹지 말라는 것이 아니다. 단지 여러 가지 음식들을 한꺼번에 마구 섞어 먹지 말라는 것뿐이다. 서로 적절하게 배합된 음식의 원리에 맞춰 먹으면 식사 후에 에너지가 지나치게 손실되지 않는다. 에너지가 남아돌게 될 것이다.

당신은 지난 명절 때 먹은 음식을 기억하는가? 다 먹은 후에 '아, 먹지 말아야 하는데 또 먹었네'라고 후회하지 않았는가? 식사 후에는 거실로 건너가 소파에 앉는다. 이제 당신은 연속극에 채널을 맞춘다. 그런데 갑자기 입이 심심해진다. 찬장이나 냉장고에 무엇이 있을까? 이제 당신은 과자나 초콜릿을 먹기도 하고, 치즈가 듬뿍 들어있는 케이크를 먹기 시작한다. 이제 당신은 몸을 구부릴 수조차도 없다. 소파에 미끄러져 누워야 된다. 당신은 어머니로부터 많이 먹어야 힘이 난다는 소리를 듣고 자랐다. 그렇게 먹었으니 힘을 내야 하는데 왜 이런 일이 벌어진 것일까?

너무 많은 음식을 먹었을 뿐 아니라, 그 모든 것을 섞어 먹었기 때문이다. 닭고기를 먹었을 것이다. 명절날 닭고기를 먹지 말라는 말이 아니다. 그러나 식탁 위에는 닭고기와 함께 갈비도 있었을 것이다. 햄이나 소시지도 있었을 것이다. 당신은 이것들을 조금씩 다 먹었을 것이다. 그 옆에 감자나 고구마가 있었을 것이다. 이것들도 조금씩 먹었을 것이다. 그리고 과자와 빵도 있었을 것이다. 그리고 아무도 건드리지 않는 채소가 옆에 홀로 외롭게 한숨을 쉬고 있었을 것이다.

내가 무슨 말을 하는지 당신은 깨달았을 것이다. 당신에게 명절잔치에 참석하지 말라는 것이 아니다. 우리 몸이 식후에 완전히 지치게 된 이유는, 서로 다른 너무나 많은 농축된 음식들이 한꺼번에 위장에 들어있어서, 소화기관이 혼란에 빠지게 되었기 때문이다. 어쩌다 한번씩 이런 일이 생기면 우리 몸은 그 상황을 처리하려고 안간힘을 써서 해결하기도 한다. 그러나 규칙적으로 계속해서 그런 일이 발생하면 몸은 고장이 날 수밖에 없다. 명절과 같은 날 영양분을 충분히 섭취한 후에 활기에 넘쳐 세상을 정복할 자세가 되어야 마땅하다. 그러나 불행하게도 우리는 소파에 앉아서 끙끙거리며 TV나 정복할 수 있을 뿐이다.

앞에서 얼룩말을 넘어트린 사자에 대해 말한 것을 기억할 것이다. 사자는 얼룩말을 먹을 때 구운 감자를 같이 먹지 않는다. 사자는 엄격하게 밀림에서 허락된 단품요리만을 먹는다. 자연 속에 있는 동물은 우리보다 훨씬 더 날씬하고 건강하다. 그들은 수분함유량이 높은 음식을 먹을 뿐 아니라 자연의 법칙에 맞게 음식을 배합한다. 자연 속의 동물들은 음식을 아무거나 섞어 먹지 않는다. 그것이 그들이 건강한 이유다. 그들은 한 번에 한 가지 음식을 먹는다. 우리 인간과는 다르다. 우리는 닭고기든 소고기든 손에 잡히는 것은 무엇이든 다 먹는다. 그것도 섞어서 한꺼번에 털어 넣는다.

노폐물을 제거하면
아이들 성적이 올라간다

　여기에 당신이 놀랄 만한 이야기가 있다. 자동차왕 헨리 포드는 음식배합 원리의 실천가이기도 했다. 그는 만 12살에서 만 17살 사이의 불우한 소년들을 위한 기능공 양성학교를 설립했다. 소년들은 인문학 과목뿐 아니라 농업, 전기 및 자동차공학, 배관, 목공 등의 직업훈련도 받았다. 그들은 직업훈련뿐만 아니라 포드가 주장한 음식배합 원리도 실천해야 했다. 차, 코코아, 정제소금뿐 아니라 설탕, 사탕, 케이크, 파이, 푸딩 및 다른 종류의 달콤한 후식이 금지되었다. 탄수화물과 단백질은 화학적으로 서로 어울리지 않기 때문에 결코 섞지 않았음은 물론이다. 그러나 채소와 샐러드는 하루에 2번씩 제공되었다. 헨리 포드는 학생들에게 잘못 배합되어 독성 노폐물을 뿜어내는 식사를 먹이려 하지 않았다. 그리고 소년들은 놀라운 학업성적과 에너지로 헨리 포드에 보답했음은 물론이다. 당신이 아이를 가진 부모님이라면, 아이의 성적향상을 위해 고민하는 분이라면 반드시 실천해보고 그 결과를 만끽하시기 바란다.

당신은 우리 몸의 소화 능력에 한계가 있음을 반드시 알아야 한다. 소화기관은 몸의 다른 어떤 기능보다 더 많은 에너지를 사용한다. 제대로 된 음식의 배합은 에너지를 풀어주고 해독해준다. 따라서 당신은 배고픈 다이어트를 하느라 쫄쫄 굶을 필요가 전혀 없다. 먹고 싶은 만큼 먹어가면서 10일 후에 5kg을 빼자는 것이다. 적절한 음식배합의 원리는 상당한 효과가 있다. 이론도 중요하다. 그러나 음식배합의 원리를 실천했더니 에너지가 넘쳤고 위장병을 없앨 수 있었다는 사실이 더 중요하다. 체중을 줄일 수 있었을 뿐만 아니라 우울증까지 사라졌다는 그 사실이 더 중요하다. 어디선가 그것이 효과가 없다고 학술적으로 입증되었다고 해서 당신이 그런 주장을 반드시 믿을 필요는 없다. '학술적 입증'이란 때로 악마의 가면일 수 있다. 수많은 학술적인 논문들의 배경에는, 그 결과를 통해 이익을 보려는 단체와 기업이 뒤에 숨어있기 때문이다. 내 말 또한 무턱대고 믿지 말고 직접 시도해보시라. 머지않아 당신의 몸이 정답을 알려줄 것이다. 독일 속담에 '몸을 고쳤다면 그것이 더 좋은 약이다'라는 말도 있다.

적절한 음식배합의 원리는 체중감소를 위한 기초적인 환경을 만들어준다. 8시간이 아니라 3시간 만에 위장을 통과할 음식을 먹는다면, 바로 거기서 벌어들인 5시간의 에너지가 독소제거와 체중감소에 쓰이게 된다. 그리고 그 음식이 훨씬 쉽게 장을 통과하면서 더 많은 에너지를 벌게 된다.

어떤 사람들은 내게 이렇게 말했다. "그거 정말 이치에 맞는다고 인정하지 않을 수 없네요. 그러나 난 사업을 하는 사람으로 매일 점심을 밖에서 다른 사람들과 함께 먹기 때문에 그렇게 할 수가 없어요." 나는 수십 년 동안 이런 말을 들어왔다. 그러나 당신은 가고 싶은 어떤 식당에 가서도 이 원리를 지킬 수 있다. 맥도널드처럼 프랜차이즈 식당이 아니라면 당신이 원하는 대로 주문할 수 있다. 당신이 고객이고 당신이 돈을 지급하는 갑의 위치에 있기 때문이다. 당신은 무엇이든 원하는 것을 먹을 수 있다. 당신은 동료들과 함께 가서도 주문할 수 있다.

"오늘의 특별요리가 뭐죠?"

"오늘의 특별요리는 대구찜입니다. 자연산으로 아주 신선하죠."

"그럼 저는 대구찜으로 하겠어요. 그리고 대구찜과 함께 나오는 밥 대신에 채소를 먹겠어요. 오늘 오후의 채소요리는 무엇인가요?"

"신선한 오이와 양배추입니다."

"그것 괜찮군요. 대구찜과 채소를 주세요. 그리고 샐러드도 많이 갖다 주세요."

당신은 주문에 직접 참여하여 점심식사를 할 수 있다. 동료들이 '이봐, 왜 밥은 먹지 않나?'라고 묻지 않을 것이다. 더 멋진 일은 당신과 동료들이 식사 후 자리에서 일어났을 때부터 생긴다. 당신은 몸이 가볍다는 느낌을 가지고 왕성한 에너지로 나머지 일과를 끝낼 수 있는 반면, 당신의 동료들은 썩어가는 음식으로 배를 꽉 채워서 피곤해질 것이다. 그들은 피곤함을 느껴서 커피나 다른 독성이 있는 중독성 자극제를 마실지도 모른다. 그러나 당신은 증가한 에너지를 이용하여 지금껏 무겁게 달라붙어있던 과잉 독성 노폐물을 제거하기 시작한다.

너무 단순해서 갸우뚱 의심할 수도 있다. 그렇다. 이 방법의 놀라운 점은 바로 아주 단순하다는 것이다. 조금만 바꾸면 된다. 20~30년 동안 문제가 쌓여있었다고 하더라도 그것을 반전시킬 시간은 충분하다. 당신이 살아있기만 하면 신(자연)은 당신에게 얼마든지 기회를 준다. 그러나 중요한 것은 시작을 해야 한다는 것이다. 실천을 해야 한다는 것이다. 나는 이 주제에 관해 얘기할 때마다 나 스스로도 흥분해서 몰두하곤 했다. 그것은 이 진실이 얼마나 단순하고 명확한지를 알고 있기 때문이었다. 이것을 실천하면서 수천 명의 사람들이 그 효과에 환호하는 것을 나는 보았다. 당신을 포함한 또 다른 수천 명의 사람들도 이것을 실천하여 군살 없는 몸매를 가지게 되기 바란다. 그리고 그것을 실천할 수 있을 정도로 자신을 통제할 수 있다는 정신적 자존감도 느껴보길 바란다. 그것은 당신의 손이 미치는 곳에 있다. 구하기만 하면 된다. 진실은 항상 가까운 곳에 있는 법이다.

미국인들은 매년 수천억 달러의 돈을 약물을 구입하는 데 허비하고 있다. 그 돈은 제약회사와 병원의 수입을 기하급수적으로 불리고 있다. 미국인들은 매시간 수천만 개의 약을 삼키고 있다. 미국에서 제일 많이 판매되는 처방약이 무엇인지 아시는가? 예전에는 발륨Valium이었다. 월스트리트 저널에 의하면 지금은 타가메트Tagamet다. 타가메트는 무엇을 위한 것인가? 소화불량을 위한 것이다. 사람들은 도대체 어떻게 먹기에 이렇게 많은 소화제가 필요하게 된 것일까. 적절한 음식배합의 원리를 실천하기만 하면 당신은 이것이 체중감소라는 측면에서 얼마나 놀라운 효과를 내는지 직접 깨닫게 될 것이다.

이제 우리는 몸의 독성 노폐물을 제거하는 이야기로 들어갈 것이다. 이것은 항상 내 머릿속을 떠나지 않는 주제이다. 나는 다른 어떤 주제보다 이 주제에 관해 얘기하는 것을 즐거워한다.

4장

살아있는
음식을 먹어라

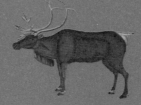

현재까지 어떤 예외도 발견되지 않았다.
700만 년 전의 원시인부터 호모 에렉투스까지 조사된
원시 인류의 모든 치아가
과일을 먹은 치아로 나타났다.

과일은 30분 만에
소화된다

다이어트와 건강에 대해 이야기할 때, 과일보다 더 부당하게 취급 받는 음식은 없는 듯하다. 사람들은 과일을 어떻게 먹는지 알지 못한다. 과일을 집어 들고 먹는 방법을 모른다는 말이 아니다. 바보가 아닌 이상 그것은 모두 알고 있다. 내 말은 사람들이 그것을 언제 어떻게 먹어야 하는지를 모른다는 의미이다. 과일을 올바르게 먹는 것은 음식배합의 원리를 실천하는 데 있어서 가장 중요하다.

당신은 과일을 정말로 싫어하는 사람을 몇 명이나 알고 계신가? 과일을 정말로 참을 수 없어 하는 사람이 있을까? 아마 아무도 없을 것이다. 당신이 알고 있는 대부분의 사람들은 과일을 좋아한다고 말할 것이다. 과일에 대해 듣게 될 가장 부정적인 말은 '난 과일을 좋아하는데 과일이 나를 좋아하지 않는다'라거나 '과일을 좋아하는데 먹을 수가 없다' 정도일 것이다. 왜 과일을 먹을 수 없을까? 왜 과일을 먹을 때 신중해야 할까? 그것은 과일에 대한 오해에서 비롯되는 경우가 대부분이다.

세미나를 개최할 때마다 나는 과일을 싫어하는 사람이 있으면 손을 들어달라고 요청한다. 그런데 수백 명이 넘는 청중 가운데 단 한 명의 손도 올라가는 경우를 본 적이 없다. 대부분의 사람들이 과일을 좋아한다고 하는 이유는 우리의 몸이 본능적으로 과일을 찾도록 설계되고 진화했기 때문이다. 사자나 하이에나에게 아무리 맛있는 과일을 준다고 해도 먹지 않는다. 배가 고파 죽기 일보 직전이 아니라면 절대 먹지 않는다. 그들은 채식동물을 먹도록 설계되었고 진화했기 때문이다.

뛰어난 맛과 기분 좋은 향, 눈을 즐겁게 해주는 빛깔이 감미롭게 혼합된 과일은 언제나 먹는 즐거움으로 우리를 초대한다. 의심할 여지 없이 과일은 가장 생생한 에너지를 주며 삶을 고양시키는 음식이다. 만약에 올바로 섭취된다면 말이다. 지금부터 말하는 얘기가 과일에 대한 당신의 믿음을 공격할 수도 있다. 그래서 다소간 회의적일 수도 있다. 괜찮다. 우리 몸이 어떻게 자양분을 얻는지에 대한 새로운 사고방식을 얻기 위해서는 사고의 틀을 수정할 필요가 있기 때문이다.

남자나 여자나 어른이나 아이나 똑같이 과일을 좋아한다. 더운 날 시원한 수박 한 조각이라… 침이 삼켜진다. 매운 음식을 먹고 수박

한 조각을 먹으면 혀의 매운 느낌이 싹 가신다.

당신은 놀랄지도 모르겠다. 우리가 본능적으로 과일을 찾는 이유는 무엇일까? 의문의 여지 없이 과일이 우리 몸 안에 들어갈 수 있는 음식 중 가장 중요한 음식이기 때문이다. 이것은 인류가 생물학적으로 적응된 단 한 가지 음식이다.

뉴욕 타임스는 존스 홉킨스 대학의 저명한 인류학자인 앨런 워커 Alan Walker 박사의 이야기를 실었다. 그 이야기는 인간의 식사에서 과일이 차지하는 엄청난 중요성을 알지 못하는 의사와 영양학자들에게는 핵폭탄처럼 경악할 일이었다. 워커 박사는 이렇게 말했다. "우리 인간의 초기 선조들이 주로 먹은 것은 고기가 아니었다. 씨앗이나 새싹이나 풀도 아니었다. 그들은 잡식주의자도 아니었다. 그들은 주로 과일에 의지해 생존해왔다."

워커 박사는 치아에 표시된 줄 모양을 연구함으로써 식사성향을 결정하는 놀라운 방법을 발견하였다. 석화된 치아의 연구에서 워커 박사는 '현재까지 어떤 예외도 발견되지 않았다. 700만 년 전의 원시인부터 25만 년 전에 사라진 호모 에렉투스까지 조사된 모든 원시 인류의 치아가 과일을 먹는 치아로 판명되었다.'고 선언했다. 정육점 주인들과 고깃집 사장님들의 야유하는 소리가 실제로 들리는 것 같다.

과일은 인류가 생물학적으로 먹도록 적응된 유일한 음식이다. 인간과 유전자가 99.6%나 유사한 침팬지는 음식의 대부분을 과일로 먹는다. 과일이 없을 경우에는 나뭇잎을 먹기도 한다. 인간과 침팬지는 원래 과일을 주식으로 먹는 동물, 즉 프루테리언Fruitarian이라고 불러도 무방하다. 따라서 하루에 '얼마나 많은 단백질을 먹을 것이냐'보다 '얼마나 많은 과일을 먹을 것이냐'에 대해 고민해야 한다.

수십 년 동안 나는 단백질이 결핍된 사람을 단 한 명도 만나본 적이 없다. 절대적인 열량 섭취가 부족한 기아 상태에서 발생하는 '단백질 결핍성 소아 영양실조증'은 예외로 한다. 그러나 단백질 중독에 걸린 사람들은 수만 명을 만날 수 있었다. 그들 대부분은 충분한 양의 과일을 먹고 있지 않았다. 단백질의 초과소비는 유방암, 간암, 방광암과 연관되어있고 백혈병 발생의 증가에도 관련되어있다.

육류의 소비는 지난 100여 년 동안 400% 이상 증가했다. 위암은 몸에 발생하는 모든 암 중에서 1/3에 달한다. 고기가 완전히 분해되지 않으면 부패된 독성이 몸으로 스며든다. 단백질 독성은 몸에서 산도를 매우 높게 증가시킨다. 몸 안에 쌓여있는 독성 노폐물을 지속적으로 세척하는 것이 필수적이라는 사실은 앞에서 이미 언급했다. 이 세정작업을 완수하는 가장 효과적인 방법은 수분함유량이 높은 음식을 통해서다. 당신은 아마 다음에 나올 문장을 짐작할 수 있을 것이다.

그렇다. 과일은 모든 음식 중에서 수분함유량이 가장 많은 음식이다. 모든 과일은 80%에서 90%가 몸 안에서 세정작업을 수행하고 에너지를 만들어주는 수분으로 이루어져있다. 더욱이 과일에는 인간의 몸이 생존을 위해 몸이 필요로 하는 모든 비타민과 미네랄, 탄수화물, 아미노산 등이 함유되어있다. 과일에 내재한 생명의 힘은 다른 어떤 음식과도 비교할 수가 없다. 과일은 몸에 쌓인 찌꺼기를 몸에서 씻어내는 기본적인 성질을 가지고 있다.

체중감소의 효과 면에서 과일을 제대로 먹는 것보다 더 나은 선택은 세상에 없다. 예일 대학의 교수 주디스 로딘Judith Rodin은 뉴욕에서 열린 비만에 관한 국제학술대회에서 다소 흥미로운 자료를 제출했다. 그녀는 과일 속의 당이 주는 이로움에 관한 연구에서 '먼저 먹은 음식의 종류가 다음 식사량에 영향을 미친다'고 지적했다. 그리고 "과일에서 짜낸 당(과일즙)을 탄 물을 마신 사람들은, 일반 설탕을 탄 물을 마신 사람들에 비해 현저히 적은 양을 먹었다. 과일즙을 섭취한 사람들은 다음 식사에서 일반 설탕을 섭취한 사람들보다 평균 479kcal나 적게 먹었다."는 연구결과를 발표했다. 호모 사피엔스의 몸에서 요구하는 당을 섭취했고 몸이 만족을 했기 때문에 많은 음식이 필요하지 않은 까닭이다.

하버드 의과대학의 교수이며 유명한 프래밍햄 심장질환 연구 Framingham Study on Heart Disease의 책임자인 윌리엄 카스텔리William Castelli 박사는 "많은 종류의 과일에서 발견된 놀라운 물질이 심장질환이나 심장발작의 위험을 줄여줄 수 있다. 그 물질은 끈적끈적한 피로 인해 동맥이 막히는 것을 방지함으로써 심장을 보호한다."고 지적했다. 과일은 우리 몸을 틀어막는 것이 아니라 씻어낸다.

활력 넘치는 삶을 위해 없어서는 안 될 중요한 요소는 에너지다. 우리는 이미 소화기관이 다른 어떤 신체활동보다 더 많은 에너지를 사용한다는 사실을 알고 있다. 여기에 과일이 아주 중대한 역할을 수행한다. 과일은 소화하는 데 다른 어떤 음식보다 적은 에너지를 필요로 한다. 사실상 거의 아무런 에너지도 요구하지 않는다.

　그 이유는 무엇일까? 우리 몸에 의해 소비되는 모든 것은 결국 분해되어 포도당, 과당, 글리세린, 아미노산, 지방산으로 변형되어야 한다. 인간의 뇌는 포도당 이외의 어떤 것도 사용하지 않는다. 과일은 몸 안에서 포도당 그 자체. 다른 음식들에 비해 과일은 극소량의 에너지만 있으면 쉽게 소화되고 흡수될 수 있다. 일반 음식들은 3~4시간 정도 위장에서 머문다. 그것도 적절히 배합된 것을 먹었을 경우에만 그렇다. 음식이 덜 농축되어있고 잘 배합될수록 위장에서 머무는 시간은 줄어든다. 더 많이 농축되고 배합이 복잡할수록 위장에 머무는 시간은 길어진다. 과일은 위장에서 소화과정을 거치지 않는다. 아주 조금도 거치지 않는 유일한 음식이다. 탁하고 무거운 음식을 소화시키려면 엄청난 에너지가 필요하지만 과일은 그런 부담을 전혀 지우지 않는다. 과일은 이미 소화과정을 거친 상태다. 바나나, 건대추야자, 말린 과일과 같이 위장에서 머무르는 시간이 좀 더 긴 것들을 제외하고, 살아있는 모든 과일은 아주 짧은 시간만 위장에서 머문다. 이것들은 마치 터널을 지나듯이 20~30분 만에 위장을 통과한다. 그들은 분해되자마자 넘쳐나는 에너지를 소화기관에 풀어놓는다.

모든 동물과 식물은 번식을 제1의 가치로 삼는다. 수컷 사마귀는 교미 후에 암컷 사마귀에게 먹힐 줄을 알면서도 교미를 시도한다. 교미 후에 암사마귀는 자손의 영양분을 위해 수사마귀를 먹는다. 연어들은 자기가 태어난 강으로 돌아와 알을 낳고 죽는다. 암컷 연어가 알을 낳으면 수컷 연어가 그 위에 정자를 뿌려 연어 자손의 씨앗을 완성한 후 장렬히 전사한다. 일단 섹스를 시도한 남녀는 옆에 폭탄이 떨어지는 전쟁터에서도 일을 치른 후에야 도망간다는 우스갯소리가 있을 정도다.

과일나무는 왜 생명과도 같이 소중한 과일을 인간을 비롯한 영장류에게 내어주는 것일까? 그렇다. 자손의 번식을 위해서다. 향기로운 과일의 과육을 먹고 그 속에 들어있는 씨앗을 널리 퍼뜨려달라는 호소인 것이다. 일종의 거래라는 말이다. 꽃들이 그 화려한 색깔과 향기로 벌을 불러들여 번식에 성공하듯이, 과일나무는 영장류와 새들을 불러들여 번식을 한다는 말이다. 그런데 그 과육을 먹고 비만이 되어 뒤뚱거리며 걷는다거나 복통을 일으키는 등의 질병에 걸린다면 우리 영장류는 다시는 과일을 먹지 않을 것이다. 과일나무는 과일을 인간에게 내주어 자손을 번창시킨다. 영장류가 그 씨앗을 대지 곳곳에 흩뿌리기 때문이다. 우리 영장류는 과일을 통해 에너지를 얻고, 과일나무는 영장류를 통해 자손을 번창하게 하는 거래를 수백만 년 해오고 있다는 말이다.

위장에서 분해될 필요가 없기 때문에 과일이 보존한 에너지는 상당히 많다. 이 에너지는 자동적으로 몸에서 독성 노폐물을 씻어낸 다음 몸무게를 줄이는 일을 시작한다. 그러나 이 모든 것은 과일이 올바로 섭취되었을 때에만 가능하다. 과일의 올바른 섭취란 무엇인가? 매우 단순하다. 과일은 위장에서 오랫동안 머물지 않는다. 따라서 올바른 섭취란 과일을 다른 어떤 것과 동시에 먹어서는 안 된다는 것이다.

따라서 식사 후에 과일을 먹지 않기를 부탁드린다. 과일을 먹을 때는 빈속에 먹는 것이 필수적이다. 과일은 수분함유량이 아주 많고 소화에 아주 적은 양의 에너지만 필요로 한다. 따라서 과일은 몸의 독소를 제거하고 체중감소와 다른 활동을 위해 거대한 양의 에너지를 공급해주는 중요한 역할을 해준다. 과일은 우리가 먹을 수 있는 가장 훌륭한 음식이다. 그러나 다른 음식을 먹은 다음 과일을 먹으면 많은 문제가 발생한다.

샌드위치를 먹고 그다음에 사과 한 조각을 먹는다고 하자. 그 사과 한 조각은 위장을 거쳐 바로 소장으로 갈 준비가 되어있다. 그러나 그것이 샌드위치에 의해 방해받고 만다. 그사이에 모든 음식은 썩고 발효되어 산성으로 변한다. 과일이 위장에서 샌드위치와 소화액을 접하게 되는 순간 음식의 전부가 상하기 시작한다. 위장 안에 단백질이란 단백질은 싹 다 부패하고 탄수화물이란 탄수화물은 모두 그곳에서 발효된다. 모든 것이 산성으로 바뀌게 되면 우리는 속이 거북해지고 결국 소화제를 찾아 나선다. 이것은 쉽게 증명할 수 있는 명백한 사실이다. 아마 당신도 이미 경험했을지도 모른다.

과일과 채소는
몸의 산성을 중화시킨다

식사한 다음 한 조각의 과일이나 한 잔의 주스를 마시고 난 후에, 날카로운 위통증이나 소화불량이나 속쓰림과 같은 것을 경험해본 사람이 있을 것이다. 이런 거북스러움의 이유는 위장을 통과해 바로 소장으로 갔어야 할 과일이 다른 음식에 의해 방해받았기 때문이다. 이 과정에 대한 의학적 증거들은 많이 발견되지 않았다. 왜냐하면 의학 전문가들은 식사가 몸에 미치는 영향에 대해 별로 연구하고 싶어 하지 않기 때문이다. 의사의 목적은 병이 나면 그것을 치료하는 것이기 때문이다. 치료라기보다는 증상을 제거하는 것이 의사의 직업이기 때문이다.

집에 불이 나서 화재경보기가 울린다면 당신은 가장 먼저 화재경보기를 제거할 것인가 불을 끌 것인가? 일단 불부터 끄고 화재의 원인을 찾아 제거하려고 노력할 것이다. 의사들이 하는 일이 화재경보기를 제거하는 일이라면 당신은 어쩔 것인가? 의사에게 몸을 맡길 것인가, 불씨를 영원히 제거하고 다시는 불이 나지 않을 시스템을 만들 것인가? 당신이 선택할 일이다.

음식배합 원리의 권위자인 허버트 셸턴 박사는 과일을 공복에 섭취했을 경우에만 최대한의 가치를 실현할 수 있다고 강조했다. 식사 후에 과일을 먹었는데도 속쓰림이 없었다면 어쩔 수 없다. 그렇다고 음식배합의 원리를 위반하지 않았다는 뜻은 아니다. 몸이 어마어마한 적응력을 보여주고 있다는 사실을 증명할 뿐이다. 인체의 적응력은 엄청나다. 그러나 그것이 계속될 때 몸은 치명상을 입게 된다. 당신이 세금을 내지 않고도 잘 넘어간 것처럼 보일 수 있다. 그렇다고 당신이 법을 어기지 않은 것은 아니다. 궁극적으로 세무당국은 당신을 잡아내고야 말 것이다.

술을 먹고 운전을 했는데도 음주단속에 걸리지 않았다고 즐거워할 수도 있다. 그러나 언젠가 당신은 걸린다. 통계에 의하면 음주운전 80회를 했을 경우 1번 정도 단속에 걸린다고 한다. 그러니까 지금 걸린 음주위반은 79번 음주운전 후의 결과물이다. 어쩌면 음주단속에 걸린 것을 행운으로 생각해야 한다. 당신은 그 전에 교통사고로 다른 사람에게 중상을 입혔을 수도 있고 본인 스스로 사망했을 수도 있었기 때문이다.

올바른 과일섭취의 원리를 장기간에 걸쳐 어기면 결국에는 질병에 걸리게 된다. 많은 사람들이 사과를 나쁜 방법으로 먹으면서도 그 거북함을 사과 탓으로 돌린다. 그들은 '난 사과가 맞지 않아. 사과를 먹고 나면 밤새도록 트림을 하거든.'이라고 말한다. 자, 무슨 일이 벌어졌을까? 그들은 샌드위치나 다른 음식을 먹은 후에 사과를 먹었는데, 그 사과는 재빨리 소장으로 내려가지 못하고 다른 음식에 의해 멈추어졌다. 그것은 위장에서 발효되었고 그 희생자인 당신은 밤새 트림을 하게 된 것인데 비난은 사과가 받는다. 한편, 사과를 먼저 먹고 그 사과가 그대로 위장을 빠져나가는 시간인 20~30분이 경과한 후 다른 음식이 위장으로 들어간다면 아무런 문제도 발생하지 않았을 것이다.

이것은 아주 단순한 현상이다. 그러나 이 현상에 대해 대부분의 사람들은 들어본 적조차 없다. 생리적으로 볼 때 과일은 소화기관을 빨리 지나가고 다른 음식들처럼 소화하는 데 엄청난 양의 에너지도 사용하지 않는다. 그렇기 때문에 내가 아무런 거리낌 없이 '과일은 우리가 먹을 수 있는 가장 훌륭한 음식이다'라고 말하는 것이다. 모든 과일 특히 오렌지, 파인애플, 자몽과 같은 산성 과일에도 해당된다. 이 과일들은 식물학적으로 산성 과일로 분류되었을 뿐, 몸 안으로 들어가면 모든 과일은 알칼리성이 된다. 사실상 채소와 함께 과일은 몸에 쌓인 산성을 중화시키는 독특한 능력이 있다.

부적절한 음식의 배합, 수분함유량이 높지 않은 음식, 과도한 동물성 음식, 식품첨가제, 오염된 공기와 오염된 물, 스트레스, 이 모든 것들이 몸을 오염시키고 산성화시킨다. 몸이 산성화되면 몸에 그 증상이 나타난다. 몸이 붓고 체중이 늘어난다. 멍울이 생기고 대머리가 되며 신경이 날카로워진다. 눈 밑에 검은 자국이 생기고 얼굴에 주름이 생긴다. 위궤양이 생겼다는 증거이며 몸이 산성화되었다는 직접적인 증거다. 과일을 제대로만 먹는다면 몸에 있는 산성을 중화시켜서 놀랍게 원기를 회복시킬 수 있다. 올바른 과일섭취의 원리를 알기만 하면 날씬한 몸매와 투명한 피부, 그리고 청명한 영혼과 장수까지 모두 가질 수 있음은 자명한 사실이다.

과일은 다른 어떤 음식보다도 최고의 에너지를 공급해준다. 독소제거에 필요한 많은 함량의 수분 이외에도, 과일은 몸에 독성 찌꺼기를 남기지 않는 거의 유일한 음식이다. 소화시키는 데도 에너지가 거의 필요하지 않다. 이 사실만으로도 과일은 생명에 필요한 완벽한 음식이다. 우리가 먹는 음식에서 나와야 하는 생명에 필수적인 5가지 성분이 있다. 포도당, 아미노산, 미네랄, 지방산, 비타민이 그것들이다. 어떤 음식이든 음식의 가장 중요한 우선순위는 그 연료가치다. 연료 없이 우리 몸은 존재할 수 없다. 연료가치는 언제나 어떤 음식의 가치를 결정하는 으뜸요소이다. 우리 몸에 가장 필요한 것으로 음식에 포함된 5가지 필수성분의 이상적인 비율은 다음 페이지에 나오는 도표와 같다.

다음 페이지의 도표는 우리가 먹는 음식의 이상적인 구성비를 나타낸다. 이 요구를 완벽하게 만족시켜주는 것은 지구상에 단 하나의 음식밖에 없다. 바로 과일이다. 이것은 인류의 조상들이 수백만 년 동안 철저히 과일을 먹어왔다는 인류학자 앨런 워커 박사의 발견을 지지해준다. 우리 인류는 외부의 영향에 의해 뿔뿔이 흩어지기 전에, 자연에 있는 다른 야생동물과 마찬가지로 본능적으로 생명에 필요한 것을 먹었다. 우리 인류의 경우 그것은 과일이었다.

그렇다면 우리 인류는 어떤 외부의 영향으로 뿔뿔이 흩어진 것일까? 우리 호모 사피엔스의 선조들을 침팬지에서 갈려 나와 700만 년을 아프리카 밀림, 즉 열대우림에서 살았다. 주로 나무 위에서 과일을 먹고 살았다. 나무 위에는 과일도 많았을 뿐 아니라 맹수들로부터 안전했기 때문이다. 그러다가 500만 년 전 아프리카 대륙에서 심한 지각활동이 시작되었다. 지구 내부의 에너지가 지구 표면으로 뜨겁게 올라오기 시작했다. 계속해서 화산폭발이 있었고 그 결과 대륙의 한쪽 면을 1,000m 이상 높여놓았다. 그렇게 아프리카 대륙에서 엄청난 융기가 시작되어 대륙의 북부에서 남쪽까지 거대한 산맥이 남북방향으로 형성되었다. 아프리카의 밀림은 아프리카 대륙 서쪽에서 불어오는 서풍으로 인한 풍부한 강수량 덕분에 형성된 것이었다. 그러나 이제 대륙의 남북으로 거대한 산맥이 형성되어 대륙의 동쪽은 강수량의 혜택을 입지 못하게 되었다. 밀림이 초원으로 바뀐 결정적인 이유다.

아프리카 대륙 왼쪽(서쪽)의 초기 유인원들은 계속해서 과일을 먹고 있었지만 오른쪽(동쪽)의 초기 유인원들은 초원을 걸어야 하는 신세가 되었다. 초원의 인류는 이제 육식동물에게 노출되는 신세가 된 것이다. 나무에서 살 수 없게 된 우리의 조상들은 맹수들이 득실대는 초원을 빠져나와 유럽으로 아시아로 대륙을 넘어 이동하면서 현생인류로 진화하게 된 것이다. 만일 이와 같은 대륙의 융기현상이 없었더라면 우리는 지금도 나무를 민첩하게 오가며 과일을 먹고 있을 것이다. 다른 말로 하면 현생인류는 태어나지 않았을 것이다. 우리의 먼 조상이 과일을 주식으로 살았다는 인류학적인 증거다.

과일의 올바른 섭취를 인식하는 데는 2가지 중요한 고려사항이 있다. 그 첫째는 '어떤 종류의 과일을 먹어야 하는가'이고, 둘째는 '어떤 종류의 과일주스를 먹어야 하는가'이다. 여기에는 오직 한 가지 원칙이 있다. 그것은 어떤 과일이든 신선해야 한다는 것이다. 열로 가공되거나 변형된 과일은 오히려 해로울 뿐이다. 우리 몸은 자연적인 상태의 과일만 이용할 수 있다. 구운 사과, 과일 통조림, 요리한 사과 소스, 파이 등은 어떤 정화능력이나 영양분도 공급하지 않는다. 그뿐만 아니라 몸에서 독성화되고 산성화되기 때문에 내장기관의 내벽에

손상을 준다. 우리 몸은 그 산성화된 물질을 중화시키고 밖으로 내보내기 위해 소중한 에너지를 사용할 수밖에 없다. 과일은 매우 약하고 섬세한 음식이다. 과일을 요리하면 그 소중한 가치를 파괴시킬 뿐이다.

나는 개인 사무실을 운영하면서 수십 년 동안 여러 차례에 걸쳐 자연식 장수법의 열렬한 지지자들을 상담하였다. 그들은 오랫동안 자연식 장수법을 충실히 따랐지만 건강이 좋지 않았다고 말했다. 그래서 나를 찾아왔다. 몇 주간 나의 이론에 따른 식사를 한 후 그들 모두는 건강이 호전되었다. 그들은 눈에 띄게 몸이 좋아졌다. 그들의 식사는 미국인들의 평균적인 식사보다 뛰어난 자연식 건강법을 토대로 하고 있었다. 그러나 과일은 날로 먹어서는 안 된다는 얼토당토않은 고집과 편견에 문제가 있었다. 그들은 잘못 생각했던 것이다. 과일을 요리하는 것은 자연의 법칙에 대한 모독이다. 과일나무 입장에서 볼 때 과일을 익힌다는 것은 씨앗(견과류)을 죽인다는 것인데, 어느 과일나무가 자기 자식을 죽이는 영장류에게 또다시 영양분을 제공하겠는가 말이다.

모든 과일은 신선하고 요리되지 않은 채로 섭취되어야 한다. 그러지 않으면 여기서 제시한 많은 효과들을 볼 수 없게 된다. 과일주스에도 똑같이 적용된다. 신선해야 한다. 공장에서 농축되어 만들어진 오렌지주스는 저온살균처리가 되면서 마시기도 전에 산성화된다. 시중의 오렌지주스는 모두 100% 산성이다. 이 액체를 마시면 체중감소에 도움이 되는 것이 아니라 오히려 살을 찌운다.

당신은 아마도 '주스는 도대체 왜 마십니까? 과일을 통째로 먹는 것이 더 낫지 않나요?'라고 질문할 수도 있다. 실제로 그렇다. 이제 당신은 거의 전문가 수준이 되었다. 통째로 먹는 것이 부서진 것을 먹는 것보다 항상 더 바람직하다. 그러나 사람들은 무엇인가 마시는 것을 좋아한다. 손님이 와도 음식을 내오기 전에 마실 것을 먼저 내온다. 나는 지금 커피나 알코올이나 우유와 같이 독성이 있는 것을 마시는 것보다는, 과일주스나 채소주스를 마시는 것이 더 현명하다는 점을 말하고 있다. 중요한 점은 주스를 벌컥벌컥 들이마시지 말라는 것이다. 그것은 부서져있기 때문에 한 모금씩 머금고, 삼키기 전에 침과 섞이게 해야 한다. 천천히 씹듯이 마시라는 말이다.

과일은 생명에 절대 필요한 에너지로 꽉 차있다. 오히려 흘러넘친다. 올바른 방법으로 섭취한 과일은 곧바로 에너지로 전환된다. 독소 제거와 체중감소, 에너지 절약의 측면에서 볼 때 과일은 다른 어떤 음식과도 비교가 안 될 만큼 훌륭하다. 잘못된 시간에 잘못된 상태로 섭취하여 이 모든 효과를 파괴시키는 것은 우리 몸에 행하는 범죄행위와 같다. 진흙으로 더럽혀진 모나리자를 즐겁게 감상할 수 있을까? 심하게 긁힌 레코드판으로 모차르트의 피아노 소나타를 감상할 수 있을까? 쓰레기 더미를 덮어쓴 장미의 향을 맡고 기뻐할 수 있겠는가 말이다. 당신이 과일을 소화기관 안에서 부패하게 만들면 당신은 과일이 주는 많은 은혜를 죄로 갚는 것이다.

또 하나 명심할 점은, 과일을 먹기 전이나 후에 다른 음식을 먹을 때에는 반드시 그 둘 사이에 일정한 시간 간격을 두어야 한다는 것이다. 위장이 비어있기만 하면 당신은 원하는 모든 과일을 원하는 시간 동안 먹을 수 있다. 다른 음식을 먹기 전에 과일을 먼저 먹는다면 20~30분 정도의 간격만 두면 된다. 이것은 과일이나 과일주스가 위장을 통과하는 데 필요한 시간이다. 주스와 일반과일은 20~30분이 필요하고 바나나와 말린 대추나 견과류는 45분에서 1시간 정도가 필요하다. 일단 과일이 아닌 다른 어떤 것을 먹은 후에 과일을 먹으려면 적어도 3시간을 기다려야 한다. 고기를 먹으면 최소한 4시간이다. 이 시간들은 적절한 음식배합의 원리에 따라 먹은 음식에만 해당된다. 적절히 배합되지 않은 고기를 먹으면 최소한 8시간 정도 위장에 머물게 될 것이다. 따라서 그 시간 동안 과일이나 과일주스를 먹어서는 안 된다.

■ 과일을 먹기 전에 기다려야 하는 시간

음식	기다리는 시간
샐러드 및 생야채	2시간
탄수화물로 된 식사	3시간
고기 등으로 된 식사	4시간
부적절하게 배합된 식사	8시간

과일은 이 책에서 가장 중요하다. 과일에 들어있는 효소는 지방을 태우므로, 먹고 싶은 음식을 마음껏 먹은 후 과일을 먹으라는 말은 위험하다. 그것은 무책임할 뿐 아니라 생리적으로도 말이 안 된다. 과일의 으뜸가는 역할은 소화계통을 편히 쉬게 해주고 독소제거와 체중감소에 사용되는 에너지를 풀어주는 것이다.

반드시 아침에
과일을 먹어야 하는 이유

또 한 가지 중요한 것이 있다. 적절한 음식배합의 원리에는 '무엇을 먹느냐'도 중요하지만 '어느 시간에 먹느냐' 하는 문제도 매우 중요하다. 음식을 먹을 때 가장 나쁜 시간이 언제냐고 묻는다면 당신은 뭐라고 대답할지 궁금하다. 많은 사람들이 생각하듯이 아마도 '잠자기 직전'이라고 대답할지도 모른다. 잠자기 직전에 먹는 것은 끔찍스러운 버릇이다. 그러나 그것은 하루 중에서 2번째로 나쁜 시간이다. 그러면 그 최악의 시간은 언제일까? 당신이 일어난 아침 시간이다.

뭐라고? 믿지 못해서 야유하는 소리가 여기저기에서 들린다. "에너지를 위해 든든한 아침식사를 해야 한다는 의사 선생님들의 설교는 무엇입니까?" 정말 그럴까? 그렇다면 많은 현대인들이 아침에 커피를 마신다는 사실에 대해 생각해보자. 사람들은 에너지를 위해 든든한 아침식사를 한다. 그리고 몸은 그것을 소화하는 일로 무척 피곤해진다. 아침을 든든히 먹은 결과로 이제 당신은 커피를 마시지 않을 수가 없게 되었다. 자극제이자 흥분제인 커피를 마시는 것이 졸음을 견디고 점심시간까지 버틸 수 있는 유일한 방법이다. 바로 이것이다. 아침식사로 인한 피곤을 커피로 겨우 버티는 것. 나는 이것이 가장 뿌리 깊은 통념, 즉 무비판적 고정관념이 얼마나 잘못된 것인지를 단적으로 증명한다고 말하고 싶다.

잠시 동안만이라도 지금껏 아침식사에 대해 사실로 생각했던 모든 것을 잊어버리도록 하자. 잠시 동안 영양학자들이나 의사나 다른 전문가들의 모든 조언을 잊도록 하자. 그리고 잠시 동안 상식적으로 생각해보자. 아침식사가 몸에 좋을지 나쁠지 상식으로만 답을 구해보자. 나는 지금 복잡한 이론을 말하는 것이 아니다. 자연의 법칙을 말하는 것이다. 당신의 몸이 말하는 소리에 귀를 기울이면 해답이 나온다.

에너지는 생명의 본질이라는 사실을 기억해야 한다. 인체기관이 '야식'이나 잘못 배합된 음식과 싸우면서 밤을 보내지 않았다고 가정하면, 아침에 일어난 당신은 편히 쉬었고 새로운 하루를 위해 최고의 에너지를 충전한 상태에 있다. 아침에 넘쳐나는 에너지를 어디에 쓸 것인가? 든든한 아침식사에 쓸 것인가? 소화에는 엄청난 에너지가 쓰인다는 사실을 당신은 알게 되었다. 든든한 아침식사는 적절한 음식배합의 원리에 오물을 뿌리는 격이다. 이것은 에너지를 가져올 수 없다. 오히려 에너지를 소모할 뿐이다.

토스트와 계란, 시리얼과 우유, 고기와 감자 같은 대부분의 관습적인 아침식사는 건강에 매우 나쁜 조합이다. 몸에게 몇 시간 동안 에너지를 소모하는 노동을 요구하는 것이다. 음식은 적절히 배합되었을 경우에 위장에서 3시간가량 머문다. 음식이 소장에서 흡수될 때까지 에너지는 소모될 뿐이다. 에너지의 입장에서 볼 때 아침에 일어나서 든든한 식사를 하는 것은 하루를 활기차게 시작하는 에너지에게 태클을 거는 것과 같은 일이다. 아침식사를 건너뛰더라도 음식 부족으로 절대 기절하지 않는다. 실제로 당신의 몸은 전날 먹은 음식을 아직도 사용하고 있다. 오히려 훨씬 더 정신이 나고 원기가 왕성하게 될 것이다.

Breakfast(아침식사)라는 단어는 실제로 Break(깨다)와 Fast(단식)라는 단어를 합친 것이다. 원래 Breakfast라는 단어는 단식을 깨기 위해 사용된 첫 번째 식사를 지칭하는 말로 사용되었다. 여기서 단식이란 하룻밤의 잠을 말하는 것이 아니다. 1주일, 2주일 또는 장기간 종교적으로나 건강상의 문제로 음식을 자제하는 행위를 말한다. 따라서 독소제거를 위해 오랫동안 단식한 후 첫 번째로 먹는 음식, 이것이 본래의 뜻이다. 아침식사 시간을 장악하려는 식품업자들이 이것을 왜곡시킨 것이다.

다이어트에 절대 필요한 것은 바로 이것이다. 아침에 일어나는 순간부터 적어도 낮 12시까지 신선한 과일과 과일주스 이외에는 아무것도 먹어서는 안 된다. 원하는 만큼 먹거나 마셔도 된다. 먹거나 마시는 양에 대해 제한을 두지 않는다. 그러나 몸이 원하는 만큼만 먹는다. 몸에 귀를 기울여 과식을 하지 않도록 한다. 과일과 과일주스 외에 아무것도 먹지 말기 바란다. 그렇게만 하면 당신은 하루에 사용할 수 있는 신선한 에너지를 만들어낼 것이다. 과일은 실제로 소화에 아무런 에너지를 요구하지 않는다. 잘 씹기만 하면 더 소화할 필요가 없다.

소장은 모든 영양분이 흡수되는 곳이다. 과일이 위장에서 소장에 도달하는 시간은 몇 시간이 아니다. 불과 몇십 분 만에 들어가기 때문에 몸에 바로 흡수되고 이용된다. 과일을 먹으면 온종일 생산적이고 활기 있게 되는데 그것은 몸의 에너지를 낭비하지 않고 새로운 에너지를 바로 흡수했기 때문이다. 일단 낮 12시까지 과일과 과일주스만 먹는 생활에 적응이 되면, 당신은 믿을 수 없을 정도의 극적인 효과에 스스로도 놀랄 것이다. 이 훌륭한 효과를 경험하기만 하면, 그동안 왜 아침에 일어나자마자 무거운 아침식사를 했는지 후회할 것이다.

무거운 아침식사는 무거운 하루를 의미한다. 가벼운 아침식사는 가볍고 활기찬 하루를 의미한다. 나는 아침식사를 하지 말 것을 권장한다. 수없이 많은 현자들이 아침식사를 하지 않았다는 것은 명확한 사실이다. 현자까지 갈 필요도 없다. 당신의 몸이 건강한 상태라면 아침식사를 요구하지 않는다. 몸의 소리에 섬세하게 귀를 기울이면 정답이 나온다.

그러나 과일이라면 많이 먹어도 상관없다. 사과 한 알을 몸이 원한다면 그렇게 하고 오렌지 한 상자를 몸이 원한다면 그렇게 해도 상관없다. 위장이 비어있다면 과일을 많이 먹어도 아무런 상관이 없다. 다시 한 번 말하지만 몸의 소리에 귀를 기울여야 한다.

내 세미나에 참석한 사람 중에 아침에 무거운 식사를 중단하고 과일과 과일주스만으로 대체한 사람들이 수천수만 명이었다. 그들은 당신이 믿을 수 없을 정도로 180도 바뀌었다. 그들 중 많은 사람들이 내게로 와서 이렇게 말했다. "내가 처음 이 말을 들었을 때 나는 아침식사를 많이 했어요. 그러나 난 당신이 말한 대로 실천했죠. 그리고 몇 주 지나서 한 번 아침을 많이 먹어 봤어요. 참 힘들더군요." 그들은 아침을 많이 먹는 습관으로 다시 되돌아가지 않았다. 아니 되돌아갈 수가 없었다. 자갈을 삼키는 기분이 어떤지 알고 싶으면 2주 정도 아침에 전적으로 과일과 과일주스만 먹다가 다시 무거운 음식을 먹도록 시도해보면 된다. 쉽게 돌아갈 수 없을 것이다. 인간의 몸은 아주 빠른 시간에 회복된다. 인간의 몸은 그렇게 위대한 것이다. 그러나 부모님을 방문해서 그들의 권유로 효도하는 셈 치고 한 번 정도 아침식사를 할 수도 있다. 부모님을 원망할 필요도 없고 본인에게 실망할 필요도 없다. 왜냐하면 이따금씩 하는 것과 매일 하는 것은 하늘과 땅 차이기 때문이다.

아침에 오로지 과일과 과일주스만 먹는 것이 이 '다이어트 불변의 법칙'의 시작이다. 모든 사람들이 이 법칙을 항상 충실히 따르는 것은 아니지만, 그래도 낮 12시까지 과일과 과일주스만 먹는 것은 충실히 지키는 경향이 있다. 그것 하나만으로도 엄청난 효과를 보았다고 대부분의 사람들이 이구동성으로 말했다. 이것이 다이어트의 성공에 기여하는 중요한 요인이라는 점을 당신도 부인하지 못할 것이다. 만약 일단 한 가지 원리만으로 시작한다면 바로 이것이다. 아침에는 과일과 과일주스만 먹는 것이다.

과일과 과일주스도 많이 먹으면 살이 찐다고 생각하는 사람들이 있다. 물론 과일이 문제가 될 경우도 있다. 그것은 앞에서 언급한 대로 과일에 열을 가했거나, 다른 음식과 함께 먹었거나, 혹은 식사 후에 먹음으로써 변질이 되었기 때문이다. 공복에 먹은 과일은 긍정적 효과 외에는 아무것도 없다. 아침에 먹는 과일은 체중을 빠르게 감소시킨다. 그래서 '아침에 먹는 사과 한 알이면 의사가 필요 없다'는 말이 나온 것이다. 내가 사람들에게 배부르게 먹는 생활습관으로도 살이 안 찐다고 하면, 대부분의 사람들은 먼저 칼로리의 양에 대해 우려를 표한다. 분명히 말하지만 칼로리는 많이 가공되었거나 잘못 배합된 음식을 섭취했을 경우에만 문제가 된다. 수분함유량이 높은 음식에서 발견되는 질 좋은 칼로리는 체중 문제를 일으키지 않는다. 그 체중을 줄이는 에너지를 공급해줄 뿐이다. 또 반복해서 얘기할 때가 되었다. 내가 그 증거이고 내 말을 듣고 평생 살찌지 않고 살아가는 수천수만의 친구들이 또한 그 증거다.

칼로리 계산은
바보짓이다

　나는 항상 다이어트를 할 때 칼로리를 계산하는 것은 우스운 방법이라고 생각한다. 이것을 먹을까 저것을 먹을까, 항상 고민해야 하기 때문이다. 칼로리를 계산하는 야생동물을 보았는가? 너무 많은 칼로리를 섭취해서 다른 형제들보다 더 비만인 야생동물을 보았는가? 나는 사람들에게 칼로리에 대해서는 잊어버리고 진짜 음식과 가짜 음식, 그러니까 산 음식과 죽은 음식에 대해서만 생각하라고 호소한다. 칼로리 계산은 고리타분하고 비효과적인 체중조절 수단이다. 이론적으로는 타당해 보인다. 태양이 지구를 돈다는 이론도 마찬가지다. 칼로리 계산은 비현실적이다. 지금 주위를 돌아보시라. 칼로리를 계산하고 있는 저 많은 사람들이 그들이 원하는 결과를 성취했는가? 아침 칼로리와 점심 칼로리와 저녁 칼로리를 계산해서 하루 총칼로리

2,500이 넘지 않았는지 잠자리에서 계산하는 인간을, 하늘에 계신 전능하신 신이 내려다본다면 껄껄껄 웃을 일이 아닌가 말이다.

언젠가 아침식사를 위해 꽤 근사한 식당에 갔었다. 이 식당의 메뉴판에는 모든 음식이름 옆에 칼로리를 표시해놓고 있었다. 그들은 그 메뉴판에 자부심을 느끼고 있었다. 왜 칼로리 계산이 우스꽝스러운 일인지 증명해 보이겠다. 나는 2가지 중 하나를 선택할 수 있었다. 하나는 220칼로리(원래는 Kcal이지만 여기에서는 편의상 칼로리로 표현했다—옮긴이)의 신선한 음식이었고 다른 하나는 190칼로리의 가공된 음식이었다. 만일 내가 칼로리 계산법에 의해서 음식을 골랐다면, 나는 항상 적게 먹어야 했으므로 190칼로리인 음식으로 아침식사를 했을 것이다. 그러나 당시에 나는 자연위생학의 원리를 이해하고 있었기 때문에 주저하지 않고 220칼로리의 음식을 먹었다. 칼로리는 적지만 가공처리로 생명이 죽어버린 음식을 선택할 것인가? 아니면 칼로리는 많지만 자연 상태의 신선한 음식을 선택할 것인가?

자동차를 생각하면 쉽게 이해가 될 것이다. 자동차는 다 같은 자동차일까 생각해보시라. 당신에게 1주일이라는 휴가와 자동차가 주어진다면, 브레이크도 없고 고장이 나서 덜덜거리는 낡은 벤츠를 타겠는가, 아니면 방금 공장에서 나온 신형차를 타겠는가? 둘 다 자동차다. 그러나 하나는 당신의 생명을 위태롭게 하고 다른 하나는 당신에게 기쁨을 줄 것이다. 칼로리도 마찬가지다. 한 종류는 당신에게 체중을 늘리게 하고 다른 하나는 체중을 줄이는 데 도움이 되는 에너지를 공급해준다. 다시 강조하건대 칼로리는 질이 양보다 훨씬 더 중요하다.

그때 일을 있었던 그대로 말하겠다. 그 당시 190칼로리의 식사는 오트밀 한 접시에 토스트 한 조각과 크림치즈였다. 220칼로리 식사는 신선하게 짜낸 오렌지주스, 신선한 사과 한 조각, 그리고 딸기 한 접시였다. 수분이 많고 적절히 배합된 음식을 먹는 것이 너무나 중요하다는 사실을 명확히 이해하고 있는 지금, 당신은 내가 왜 220칼로리의 음식을 선택했는지 눈치를 챘을 것으로 확신한다.

190칼로리의 식사는 수분이 없는 3가지 음식으로 구성되어있었다. 그것은 1개의 단백질(크림치즈)과 2개의 탄수화물(토스트와 오트밀)로 되어있었다. 이것들은 6시간에서 8시간 동안 위장 안에서 썩어가면서 내게서 귀중한 에너지를 빼앗아가고 아무런 영양분도 공급해주지 못할 것이다. 그뿐만 아니라 내장기관을 틀어막는 두꺼운 층의 독성 노폐물을 남겨놓을 것이다. 그리고 몸무게를 늘렸을 것이다. 220칼로리의 음식은 모두 수분함유량이 높았다. 부패나 발효가 되지 않아서 결과적으로 몸에 고통도 주지 않는다. 그것은 30분도 되기 전에 위장을 통과하여 1시간 안에 진짜 에너지를 내게 공급해주었다. 내 몸은 아무런 방해도 받지 않고 노폐물을 씻어냈다.

음식을 적게 먹고 운동을 많이 하면 살이 빠진다는 기존의 관념은 완전히 초점을 벗어난 것이다. 순결한 음식은 아무리 많이 먹어도 절대 살이 찌지 않는다. 나는 계속해서 단호하게 말하겠다. 잘못 배합되고 독성이 많아서 몸을 틀어막는 음식이라면, 아무리 낮은 칼로리를 섭취해도 체중감소 효과를 보지 못할 것이다. 그렇기 때문에 나의 방식이 많은 사람들에게 놀라운 성공을 안겨주었던 것이다. 그들 중 많은 사람들도 과거에는 엄격하게 칼로리를 계산했었다. 그러나 이것은 칼로리 계산과는 전혀 상관이 없다. 생활양식의 변화이기 때문이다.

소화의 3대 주기
(배출주기, 섭취주기, 동화주기)

아침에 전적으로 과일만 먹는다는 것은, 인체 순환기의 효율적인 기능과 밀접하게 연결되어있다. 다시 한 번 이 주기들을 꼼꼼히 살펴보고 왜 그런지 짚고 넘어가보자. 초등학생도 한눈에 알 수 있는 단순한 주기들이다. 체중을 감소하려면 배출주기가 방해받지 않아야 한다. 그 주기는 아무리 강조해도 지나치지 않다.

■ 1주기 – 배출주기(새벽 4시~낮 12시)

골고루 먹는 든든한 식사를 할 경우, 그 음식물을 소화시키는 데 다른 어떤 활동보다 더 많은 에너지가 사용된다는 사실을 알게 되었다. 과일을 먹으면 소화하는 데 최소한의 에너지만 필요하다는 사실도 알게 되었다. 따라서 배출주기 동안에 무언가를 먹고 싶다면, 과일이나 과일주스가 정답이다. 다른 것은 어떤 것이라도 배출주기를 중단시킨다. 또한 배출되었어야 할 음식의 부산물이 몸에 원치 않는 독소가 되어 몸무게를 늘린다. 다이어트의 성공이 낮 12시까지 전적으로 과일과 과일주스를 섭취하는 데 달려있는 이유이다. 성공적인 다이어트는 '배출주기가 얼마나 효율적이냐'에 달려있다. 낮 12시까지 과일과 과일주스만 먹는 것이 가장 중요하다. 커피나 차를 마시더라도 이 배출주기 동안에는 하지 말아야 한다. 오후에 하시라. 이것은 너무도 중요하다.

■ 2주기 - 섭취주기(낮 12시~저녁 8시)

낮 12시 이후는 일반적인 식사시간이다. 배가 고프다면 지금이 먹을 때다. 그러나 여기에 지켜야 할 중요한 규칙이 있다. 음식은 소화시키는 데 많은 에너지를 필요로 한다. 따라서 에너지를 고갈시키는 음식으로 식사하지 않길 바란다. '최소한의 음식만 배합한다'는 원리를 지켜서 그 음식을 분해하는 데 최소한의 에너지가 소모되도록 해야 한다.

■ 3주기 - 동화주기(저녁 8시~새벽 4시)

당신은 음식을 섭취했다. 이제는 그 음식으로부터 영양분을 뽑아서 흡수하고 이용하는 시간이다. 음식은 소장에 들어갈 때까지 어떤 흡수작용도 이루어지지 않는다. 적절히 배합된 식사는 3시간 정도면 위장을 빠져나가 소장에서 흡수되고 동화된다. 부적절하게 배합된 식사는 8~12시간 혹은 그 이상 위장에 머무를 수 있다. 잠자리에 들기 전 가능하면 일찍 식사를 끝내기 바란다. 음식이 위장을 빠져나갈 시간이 필요하기 때문이다. 자정 전까지 충분히 휴식을 취하시라. 당신의 몸이 새벽 4시경 배출주기에 들어서기 전에 동화주기를 마칠 수 있도록 해야 한다.

안심하시라!
통증은 자가치유의 증거다

　나는 지금까지 이 책을 통해서 성공적이고 지속가능한 다이어트를 위해서는 몸 안의 독성 노폐물을 제거해야 한다고 계속 강조해왔다. 그 과정을 촉진시키기 위해 나는 효과적이고 간편한 생활양식을 개발했다.

　해독은 이 책에서 가장 중요하다. 그러나 이 책을 읽기만 한다고 해서, 아무런 노력 없이 하룻밤 사이에 건강하고 날씬한 사람이 될 수는 없다. 당신도 어느 정도 노력을 해야 한다. 지난 수십 년간의 경험으로부터, 나는 이 '다이어트 불변의 법칙'을 실천하는 사람의 10% 정도가 처음에 어느 정도의 불편을 느낀다는 사실을 알게 되었다. 불편할 수도 있다. 그러나 당신은 그 불편을 최소화할 수 있다. 나는 이 불편의 가능성을 최소한으로 줄여줄 수 있는 생활양식을 실험하고 완성하는 데 10년 이상을 투자했다.

유독한 노폐물이 쌓이는 데는 20년, 30년, 40년, 50년, 혹은 그 이상이 걸릴 수도 있다. 하룻밤에 쌓인 것이 아니라는 말이다. 따라서 하룻밤에 정화시킬 수는 없다. 시간이 다소 걸리더라도 몸의 내부가 먼저 깨끗이 청소되어야 한다. 그래야만 체중감소에 이용될 수 있는 에너지를 사용할 수 있다. 몸의 내부에 독성 노폐물이 많이 남아있을수록 많은 양의 에너지가 그것을 제거하는 데 쓰이게 될 것이다.

몸에 독소가 많은 사람들은 좀 더 불편할 수 있다. 특히 규칙적으로 약을 복용하고 있는 사람들은, 독소가 적은 사람들보다 불편을 경험하기가 더 쉽다. 그러나 지금 약간의 불편을 느끼는 것이 나중에 온몸에 독소가 쌓이고 쌓여 몸이 완전히 망가지는 것보다 낫다. 노폐물을 제거하되 너무 빠른 속도로 이루어지지 않도록 조절하는 것이 중요하다. '다이어트 불변의 법칙'은 사실상 해독의 법칙이다. 명문대에 합격하려면 얼마간의 인내가 필요하다. 부자가 되는 데도 상당 기간의 고통이 수반된다. 하물며 인간생활에서 가장 중요한 건강을 회복하는 데 어느 정도 불편이 없겠는가. 명문대 합격에 몇 년이 걸리고 부자가 되는 데도 몇십 년이 걸리는데, 그것보다 훨씬 중요한 건강을 회복하는 일에 당연히 얼마간의 시간과 노력을 투자해야 되지 않겠는가 말이다.

불편한 증상에는 어떤 것들이 있을까? 가장 빈번한 것은 초기에 느끼는 헛배다. 빈속에 과일을 많이 먹으면 지금껏 쌓여있던 독성 노폐물을 휘저어 가스를 발생시키고 배를 팽창시킨다. 보통 이 헛배는 48시간이 지나면 없어진다. 흔치 않지만 72시간 지속되는 경우도 있다. 이 헛배 때문에 처음 며칠 동안 체중이 증가한다 해도 놀라지 마시기 바란다. 몸이 앞으로 벌어질 일에 대비해서 스스로를 조정하는 것이다. 두통이나 몸의 통증을 경험할 수도 있다. 갑자기 피곤하거나 불안감을 느낄 수도 있다. 많은 사람들이 설사라고 말하는 묽은 변이 나올 수도 있다. 너무 놀라지 말기 바란다. 설사약을 사려고 약국으로 달려가지도 말기 바란다. 설사약을 먹는 것은 도둑이 들어왔는데 시끄럽다고 경보기의 스위치를 내리는 행위다. 경보기가 계속 울린다는 것은 도둑(독성 노폐물)이 아직 도망가지 않았다는 증거다. 설사는 자가치료의 과정이다. 이 묽은 변은 부정적인 결과가 아니라 긍정적인 과정이다. 과일이 장의 내벽을 씻어내고 벽에서 떨어져 나온 것들을 묽은 변의 형태로 몸 밖으로 쏟아내는 것이다.

묽은 변을 보고 나면 상쾌한 느낌을 갖게 될 것이다. 때론 그것이 거북한 느낌을 줄 수도 있지만 걱정하지 마시기 바란다. 몸이 불편하다고 중단하면 안 된다. 탈진이 될까 걱정할 필요도 없다. 체온이 오른다거나 몸이 심하게 아프다거나 하는 현상은 생기지 않는다. 과일과 채소는 수분함유량이 많기 때문에 그런 일이 발생할 가능성은 없다. 묽은 변이 이틀 이상 지속되지는 않을 것이다. 몸의 내부에서 독소가 휘저어지고 있기 때문에 약간의 메스꺼움 정도는 느낄 수도 있다. 아마도 진한 콧물이 많이 나올 수도 있다. 이것은 감기가 아니다.

단순히 점막에 쌓여 과도하게 저장된 독소를 뿜어내는 것일 뿐이다.

몸이 독소를 배출해내는 전형적인 형태는 감기다. 감기에 걸리면 현명한 우리의 몸은 기침을 해서 독소를 뿜어내고 열을 내서 바이러스를 죽인다. 나쁜 컨디션을 만들어 육체와 정신을 노동으로부터 피신시킨다. 감기도 신(자연)이 선물한 일종의 자연치유의 과정이므로 절대 약을 먹거나 병원을 찾지 마시라. 약을 먹는다는 것은 음식에 파리가 꼬인다고 살충제를 뿌리는 행위와 다르지 않다.

몸의 점막에 필요 이상의 점액이 차오르면, 이 점액은 스스로 제거되지 않는다. 몸의 방어장치들이 작동해서 그것을 코와 목을 통해 강제적으로 내보낸다는 말이다. 유리잔에 주전자로 물을 계속 따르면 물은 결국 흘러넘친다. 우리 몸도 같은 이치다. 몸에서 수용할 수 있는 것 이상의 점액이 있으면 그것은 흘러넘치게 된다. 물이 흘러넘친다고 유리잔에 약을 뿌릴 것인가?

가스가 차고 헛배를 느끼는 증상에서부터 좀 더 심각한 만성통증과 대장염에 이르기까지, 광범위한 소화장애는 현대인의 심각한 문제다. 이 책의 지침대로 실천하기만 하면 그런 문제들은 근본적으로 발생하지 않는다. 적절한 음식배합의 원리와 과일의 올바른 섭취가 이런 질병을 영원히 퇴치하기 때문이다.

대부분의 사람들은 이런 상황을 경험하지 않을 것이다. 그러나 특히 독소가 아주 많은 사람들은 2~3주 동안 이런 현상을 흔히 경험하기도 한다. 이것은 '몸에 독소가 얼마나 많으냐'에 달려있다. 불편하고 짜증이 나겠지만 어떤 경우라도 그것은 문제의 원인이 제거되고 있다는 긍정적인 표시다. 그런 약간의 고통도 없이 어떻게 몸을 정화시킬 수 있겠는가 말이다.

식사습관을 바꿀 때마다 우리의 몸은 적응기간이 필요하다. 그렇게 하는 동안 처음에는 몸이 지칠 수 있다. 그러나 우리 인간은 회복력이 엄청나게 빠른 동물이다. 당신의 몸은 당신의 가장 친한 친구다. 당신의 몸은 당신을 절대 배신하지 않는다. 그러나 당신이 몇 년 몇십 년 동안 당신의 몸을 배반한다면 당신의 몸은 지쳐 쓰러질 수밖에 없다. 그래도 당신의 몸은 당신의 사랑을 기다린다. 당신이 당신의 몸에 에너지를 주면, 지쳐 쓰러졌던 당신의 몸은 화들짝 일어나 몸 안의 모든 독성을 제거하려고 노력한다. 일단 몸이 에너지를 정상적으로 처리할 수 있게 되면, 배출작업이 조절되기 시작하고 초기의 일시적인 불편은 곧 사라질 것이다.

이 '다이어트 불변의 법칙'을 따르는 사람 중에서 이런 형태의 불편을 경험하는 사람은 10%도 안 된다는 사실을 기억하기 바란다. 당신이 그중의 한 명일 수도 있다. 부디 새로운 식사법을 버리고 옛 식습관으로 돌아가는 자해나 마찬가지인 실수를 범하지 않길 바란다. 그러면 당신의 몸은 끔찍한 혼란을 겪게 될 것이다. 자신의 몸이 지닌 놀라운 회복능력에 신뢰를 가지시기 바란다. 그리고 당신의 사랑스러운 몸이 그동안 못된 독소를 비교적 잘 처리해온 데 대해 감사해야 할 일이다.

당신이 약간의 불편함을 느낄 때 범할 수 있는 가장 큰 실수는 이 것이다. '도대체 이게 뭐지? 나는 과일 체질이 아닌가 봐.'라면서 옛 날의 식습관으로 되돌아가는 것이다. 당신이 불편을 많이 느낀다면 당신 몸에 독소가 많다는 증거일 뿐이다. 처음이 중요하므로 중단하 지 않길 간곡히 부탁드린다.

매미는 땅속에서 굼벵이로 7년을 산다. 그 후 애벌레로서 땅 위로 올라와 허물을 벗고 완전한 매미의 모습으로 변화한다. 땅속에서 7 년을 살다가 지상에 올라와 날개 달린 성충이 되어 살아가는 매미의 수명은? 7일이다. 7년이 아니라 겨우 7일이다. 행복한 7일을 살기 위 해 7년을 숨죽이고 기다린다는 말이다. 하물며 수십 년 동안 날씬한 몸매와 투명한 피부를 갖고 살 수 있다는데, 겨우 며칠을 참지 못해 서 옛날의 뚱뚱하고 칙칙한 인생으로 돌아갈 것인가?

한 가지 확실한 것이 있다. 우리의 몸은 좋은 것을 원하고 나쁜 것 은 싫어한다는 것이다. 따라서 건강을 지속시키는 데 도움이 되지 않 는 것은 무엇이든 씻어내길 원한다는 것이다. 그것들이 몸 밖으로 나 오기 시작하면 그대로 내버려두어야 한다. 오히려 그것들이 밖으로 나오도록 도와주어야 한다. 그것들은 몸 밖에 있는 것이 몸 안에 있 는 것보다 훨씬 낫다. 그래서 당신을 사랑하는 당신의 몸이 독성물질 들을 씻어서 내보내려고 하는 것이다. 모든 사람이 다 불편을 느끼는 것은 아니다. 대부분의 사람들은 아무런 문제도 없다. 그러나 혹시나 그럴 가능성에 대비하도록 하는 것이 나의 책임이라고 느낄 뿐이다.

만약 아무런 불편도 느끼지 않는다면 더욱 좋다. 몸속에 독성물질이 많지 않다는 증거다.

　나의 식사법을 절대적으로 지지해주는 연구결과들은 수도 없이 많다. 앞서 언급한 바와 같이 미국인의 제1, 제2의 사망원인이 되는 질병은 각각 심장질환(1,700여 명)과 암(1,600여 명)이다. 한 달이 아니고 하루에 죽는 사람 숫자다. 미국에서는 매일 약 3천 명 넘는 사람들이 이 2가지 질병으로 죽는다. 911테러로 죽은 사람이 3,000여 명인데, 이 2가지 질병으로 그만큼의 미국인이 매일 죽는다는 말이다. 1년이면 무려 100만여 명이다. 식사할 때 과일과 채소의 양을 늘리면 이 2가지 질병의 발생을 줄일 수 있다는 연구는 셀 수도 없이 많다. 미국립암연구소National Cancer Institute의 의사들은 '우리가 먹는 방식을 바꾸면 암을 예방할 수 있다. 첫 번째가 지방을 줄이는 것이고 두 번째는 과일과 채소의 양을 늘리는 것이다.'라고 발표했다. 암을 치료하는 것을 목적으로 세워진 미국립암연구소는 비만과 질병을 치료하는 첫 번째 우선순위로 과일과 채소를 꼽은 것이다.

딱 2주면
결과가 나온다

나는 과일과 채소가 우리 몸에서 발생하는 모든 비만과 질병의 해결책이라고 감히 주장한다. 왜냐하면 이들 음식들은 몸의 독소를 제거하는 가장 중요한 수단이기 때문이다. 독소제거가 체중감소의 제1순위라는 점은 여러 번 언급했다.

이를 활용하면 체중을 줄이고 날씬한 몸매를 평생 유지할 수 있다. 이 단순한 변화를 방해하는 유일한 것은 당신의 잘못된 음식습관이다. 아침에 무거운 음식을 먹는 습관이다. 단백질과 탄수화물을 섞어 먹는 습관이다. 식후에 과일을 먹는 습관이다. 몇 가지 새로운 습관을 가지는 것이 매우 중요하다. 결국 자연의 법칙을 따르는 것이 중요한 것이다. 낡고 관습적인 습관을 버리지 않으면 결국 실패한다. 당신도 실패를 원치 않을 것이다. 낡은 습관을 버리는 가장 쉬운 방법은 새로운 진실, 즉 자연의 법칙으로 낡은 습관을 몰아내는 것이다.

나는 당신에게 딱 2주 동안만 실천해볼 것을 권장한다. 물론 1주 만에 엄청난 결과를 맛보는 사람도 있다. 그러나 내 경험에 의하면 2주가 가장 좋다. 나는 프로그램을 열어 많은 사람들과 같이 실천해보았는데, 2주면 99% 이상의 사람들이 삶의 엄청난 변화를 온몸으로 겪었고 영혼의 변화까지 경험했다. 2주 만에 10㎏이 빠지는 사람도 보았다. 쫓기는 듯한 기분으로 실천할 필요는 없다. 이것은 '고난의 행군'도 아니고 '배고픈 다이어트'도 아니다. 시간을 갖고 몸의 변화를 즐겨보자. 2주만 꾸준히 실천하면 몸의 변화를 느낄 수 있을 것이다.

내가 주장하는 이 이론은 당신이 원하는 속도대로 맞추어서 실천할 수 있다. 많든 적든 원하는 만큼만 실천하면 된다. 이 원칙을 따라서 2주 만에 원하는 결과를 얻는 사람도 있을 것이다. 그러나 뛸 듯이 기뻐할 필요도 없다. 또한 결과가 늦는다고 낙담할 필요도 없다. 이것은 평생의 법칙이자 평생의 생활습관이기 때문이다. 이것은 2주 혹은 4주 만에 끝내버리는 시중의 상업용 다이어트가 아니다. 영구적인 생활양식으로 통합시켜 몸과 영혼의 맑음을 경험할 수 있는 자연의 법칙이기 때문이다.

당신은 이제 일시적인 상업용 다이어트보다는 평생을 위한 생활양식을 배웠다. '정말 이렇게 간단할 수 있을까? 내가 해야 할 모든 일은 수분함유량이 많은 음식을 먹고 음식을 적절히 배합하고 과일을 올바로 먹는 것뿐일까? 정말 효과가 있을까?'라고 의심할 수도 있다.

그렇다. 내가 장담한다. 이 법칙이 다른 것과 다른 점은 그렇게 단순하다는 것이다. 돈도 들지 않는다. 당신은 어떤 것에도 구속될 필요 없고 돈을 지불할 필요도 없다. 당신은 그 원리를 알고 있다. 할 수 있는 한 최대로 그것에 충실하면 된다. 당신에게는 살아갈 세월이 많이 남아있다. 그러니 자신에게 과도한 압박감을 지우지 않기를 부탁드린다. 안달할 필요가 없다는 말이다. 당신을 평생 기다리겠다는 멋진 남자가 있는데 무슨 걱정이란 말인가? 당신을 평생 기다리겠다고 선언한 아름다운 여인이 있는데 안달할 이유가 무엇이란 말인가? 당신이 서두르고 안달한다는 것은 그 남자를, 그 여인을 사랑할 자격이 없다는 뜻이다. 서두르지 말기 바란다.

당신의 삶을 혼란에 빠트리는 날들은 끝이 났다. 냉장고에 자물쇠를 채우거나 다이어트 약을 먹거나 칼로리를 계산하거나 단식으로 굶주리는 일은 더 이상 없다. 바로 이것이다. 해방이다. 이것은 말 그대로 함께할 수 있는 평생의 생활양식이다. 모든 원리들을 완전히 몸에 익히기 위해서는 반드시 짚고 넘어가야 할 것이 몇 가지 있다. 그 첫 번째는 단백질에 관한 오해다.

5장

단백질 강박증을
버려라

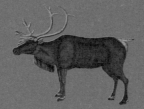

얼룩말이 기린의 젖을 먹고 자라는 것을 본 적이 있는가?

말의 젖을 먹고 자라는 강아지를 본 적이 있는가?

사슴의 젖을 먹고 자라는 고양이를 본 적이 있는가?

그렇다면 암소의 젖을 먹고 자란 인간을 본 적은 있는가?

앞의 세 가지는 보지 못했지만 뒤의 한 가지는 보았을 것이다.

단백질이 너무 많으면
오히려 위험하다

다이어트에 성공하고 건강한 몸을 유지하는 것에 관하여 가장 많이 듣는 질문이 있다. '단백질은 어디에서 얻습니까?'라는 것이 그것이다. 현대인들은 다이어트를 시작하면서 단백질을 충분히 섭취하지 못할까 봐 두려워한다. 문제는 '어떻게 하면 충분히 섭취하느냐'가 아니다. '어떻게 하면 너무 많이 섭취하지 않느냐'이다. 몸에 단백질이 너무 많으면 부족할 때보다 더 위험하다. 이것은 당신을 포함한 모든 사람들이 가장 혼란스러워하는 주제일 것이다.

이것이 얼마나 많이 당신을 어리둥절하게 하는 팩트인지 나는 잘 알고 있다. 어떤 전문가는 단백질이 많을수록 좋다고 하고, 어떤 전문가들은 과도한 단백질은 매우 위험하다고 저마다의 논리를 펼친다. 한쪽에서는 '학계가 인정하는 권위자'가 아주 확신하는 태도로 단백질에 대해 자기의 주장을 말한다. 다른 한쪽에서도 똑같이 권위 있는 전문가가 첫 번째 사람과 정반대의 의견을 확신 있는 태도로 말한다. 여러분들도 이런 상황에 처해보았을 것이다. 전문가들은 서로 다르게 주장한다. 숫자, 통계 등의 증거들을 들이대며 틀림없다고 주장한다. 여러분들은 마치 테니스 게임의 공을 볼 때처럼 양쪽으로 번갈아가며 눈길을 돌린다. 세상에 너무도 무수히 많은 일들이 우리를 혼란에 빠트린다.

바로 지금 이 순간에 당신은 당연히 '하비 다이아몬드 씨, 당신도 그 전문가들처럼 우리를 혼란에 빠뜨리고 있지 않습니까?'라고 질문할 것이다. 좋은 질문이다. 내가 당신이라도 분명히 그 질문을 했을 것이다. 아마도 다른 점은 없을 것이다. 그러나 내 의도는, 당신에게 내 이론을 따르라고 설득하려는 것도 아니고 바로 지금 여기서 당신을 다시 교육시키려는 것도 아니다. 단백질이라는 주제에 관해 명확히 이해하려면 내가 지금 주장하고자 하는 것보다 더 많은 지식이 필요하다. 당신의 입장에서도 어느 정도의 연구와 실험이 필요할 것이다.

나는 당신에게, 더 이상 논쟁을 일삼는 전문가들에게 의지할 필요 없이 당신 혼자 힘으로도 지적인 판단을 내릴 수 있다는 자신감을 심어주고 싶다. 진실은 항상 남의 지식을 습득하기만 하는 자의 것이 아니다. 진실은 지식을 습득하고 스스로의 힘으로 깨닫는 자의 것이다. 당신은 그렇게 할 수 있다. 현학적이고 상업적인 주장에 현혹되지 말고 상식과 본능과 자연의 법칙에 기초해서 판단하기를 부탁한다. 나는 여러분의 내재적인 능력에 호소할 것이다. 이 장이 끝날 때쯤에는 당신은 기존의 지식이 모두 잘못된 지식이었음을 알고 뉘우칠 것이다.

프라이T. C. Fry 박사, 빅토라스 쿨빈스카스Viktoras Kulvinskas, 허버트 셸턴Herbert Shelton 박사 등의 자연위생학자들이 저술한 수많은 책들에 이미 언급되어있다. 그들은 고단백질의 섭취가 비만, 심장병, 고혈압, 암, 관절염, 골다공증, 통풍, 위궤양 및 다른 수많은 질병의 원인이 된다고 말한다. 나는 다른 상업적인 학자들처럼 현학적인 논리를 가지고 여러분들을 기만할 생각은 없다. 다만 단백질이 사람의 체중과 에너지에 미치는 효과에 대해서만 진실을 말하고 싶다.

단백질은 모든 음식 중에서 가장 복잡한 물질이다. 그것을 체내에서 소화 흡수하고 몸 밖으로 배출하는 과정 또한 가장 복잡하다. 몸이 분해하기 쉬운 가장 단순한 음식은 과일이고 가장 어려운 것이 단백질이다. 단백질이 많은 음식은 다른 어떤 음식보다 소화과정에 더 많은 에너지가 필요하다. 과일을 제외한 일반적인 음식이 위장과 소장과 대장을 모두 거쳐 몸 밖으로 완전히 빠져나가는 데는 평균 25~30시간이 소요된다. 육류를 먹으면 그 시간은 2배 이상 걸린다. 따라서 논리적으로 더 많은 단백질을 먹으면, 독성 노폐물을 제거하는 등의 다른 기능을 수행하는 데 사용할 에너지가 그만큼 더 줄어든다. 단백질을 분해하는 데 너무 많은 에너지를 썼기 때문이다.

회사 일로 에너지를 소진한 나머지 집에 오자마자 소파에 드러눕는 남편이라면, 어찌 아내를 위해 청소며 설거지를 도와줄 수 있겠는가?

'우리 인간의 몸은 그렇게 많은 단백질이 필요하지 않다'는 확실하고 명백한 사실로부터 문제를 풀어가야 한다. 인간의 몸은 단백질 노폐물의 70%를 재활용한다. 또한 인간의 몸은 하루에 23g 정도의 단백질을 소비한다. 얼굴, 소변, 머리, 때로 벗겨지는 피부와 호흡 등을 통해서 없어진다. 하루 23g의 자연 감소분을 다시 채우기 위해서는 한 달에 680g 정도의 단백질을 먹기만 하면 충분하다. 대부분의 사람들은 매 끼니마다 단백질을 먹기 때문에 그보다 훨씬 더 많이 먹는다. 단백질 하루 권장섭취량은 56g인데, 이 수치는 만약의 경우를 대비해 실제 필요한 양보다 2배가량 많이 설정한 수치다. 그렇기 때문에 권장섭취량을 채워 섭취하게 되면 대부분의 사람들은 실제 필요량을 초과하게 된다.

영양분을 필요 이상 섭취하면 우리 몸은 사용하고 남은 것들을 제거하려고 노력한다. 당연히 몸에 무거운 부담을 지우게 된다. 이렇게 되면 체중감소에 필요한 소중한 에너지를 다른 곳에 소모할 수밖에 없다. 2L들이 용기에는 오로지 2L만 담을 수 있다. 10L의 물을 그 용기에 부으면 2L가 넘는 나머지 물은 모두 넘치게 된다. 우리 몸도 마찬가지이다. 일단 하루 필요량인 23g이 맞춰지면 그것으로 끝이다. 그것뿐만이 아니다. 더 중요한 문제가 발생한다. 초과된 단백질은 우리에게서 에너지를 뺏어갈 뿐 아니라, 독성 노폐물의 형태로 인체의 어딘가에 저장된다. 따라서 그 노폐물을 제거할 에너지가 생길 때까지 체중을 늘린다. 그러나 그다음 날 처리해야 할 또 다른 초과 단백질이 들어오면 상태는 더욱 악화된다.

실제로 단백질은 음식물의 다른 어떤 성분보다 더 중요하지도 않고 덜 중요하지도 않다. 우리는 단백질이 다른 영양분보다 더 중요하다고 교육받아왔다. 그러나 그것은 잘못된 것이다. 모든 성분들은 각각 중요한 역할을 담당한다. 만약에 당신에게 선택권을 준다고 치자. 만약 당신이 반드시 선택해야 한다고 하면 어떤 것을 포기하겠는가? 심장인가 뇌인가? 음식도 마찬가지이다. 전형적인 식사를 구성하는 음식물의 성분들은 언제나 똑같다. 비타민, 미네랄, 탄수화물, 지방산, 아미노산, 그리고 수많은 성분들이 있다. 이들은 모두가 중요하다. 이들은 모두가 함께 상호작용을 하면서 사용된다. 하나를 다른 것보다 더 중요하다고 하는 것은 유기체의 생리학적인 원리를 이해하지 못한 우둔한 발상이다.

지구 위의 공기는 산소 21%, 질소 78%, 기타 1%(아르곤, 이산화탄소 등)로 구성되어있다. 그런데 산소가 30%가 된다면 어떻게 될 것인가? 그렇다. 아마도 지구상에 살아있는 동물은 없을 것이다. 당신도 나도 죽는다. 만약에 당신의 밥상이 단백질 21%, 탄수화물 78%, 미네랄 1%로 구성되어있는데 단백질이 갑자기 30%가 된다면? 당신은 죽지는 않는다. 그러나 온갖 비만과 병에 시달릴 것이다. 자연의 법칙에 위배되기 때문이다. 당신을 끔찍하게 사랑하는 당신의 몸은 당신을 살리기 위해 발버둥을 치기 시작한다. 무엇이 지나치게 많다는 것은 균형이 깨졌다는 증거다.

단백질에 대한 어떤 논란의 중심에 있는 것이 바로 육류다. 왜냐하면 현대인들은 육류를 단백질의 가장 이상적인 원천으로 생각하기 때문이다. 사람들은 동물의 단백질이 식물의 단백질보다 인간의 몸에 더 좋다고 생각한다. 단순하게 생각하면 그 말이 맞을 수도 있다. 그러나 앞으로 내가 하는 말을 들으면 그 생각이 잘못되었음을 깨닫게 될 것이다.

사람들이 단백질을 섭취하기 위해 먹는 동물 중 하나가 소다. 전세계 소 사육두수는 무려 10억여 마리이고 미국의 경우 9,400만 마리(2020년 기준, 편집자 주)를 사육하고 있다. 그러니까 약 1억 마리의 소가 미국인의 식탁에 오르기 위해 대기하고 있다는 말이다. 미국인의 1인당 육류소비량은 무려 99kg(2018년 기준, 편집자 주)이다. 소는 인간의 단백질 섭취를 위해 소비된다. 그것은 엄청난 양이다. 체력보강이 그 이유다. 그것이 인간이 고기를 먹는 첫 번째 이유다. 정말 그렇다면 한번 생각해보자. 지구상에서 가장 힘이 센 동물은 무엇일까? 대부분의 사람들은 코끼리라고 말할 것이다. 실제로 뛰어난 힘과 지구력으로 수세기 동안 세상에서 살아남은 힘센 동물은 무엇일까? 코끼리, 소, 말, 노새, 낙타, 물소 등이다. 그들은 무엇을 먹는가? 그들은 거의 대부분 식물을 먹는다.

고릴라는 생리학적으로 사람과 닮았다. 믿을 수 없을 정도로 힘이 세다. 크기는 사람의 3배 정도 되지만 힘은 사람의 30배 정도로 세다. 하얀등고릴라는 100kg의 사람을 한 손으로 가볍게 들어 올려 던질 수 있다. 인간의 유전자와 98%가 일치한다는 이 동물은 무엇을 먹는 가? 유전자가 인간과 2%밖에 차이가 나지 않는 이 동물이 먹는 것은 무엇인가? 과일과 채소다. 고릴라는 엄청난 양의 과일을 먹는 야생동 물이다. 과일이 풍성한 시기에는 과일이 다 떨어질 때까지 다른 음식 들을 먹지 않는다.

몸이 튼튼해지기 위해서 고기를 먹어야 한다면 이 힘센 동물들을 생각해보자. 우리가 그동안 들어온 모든 정보와 의견들은 당분간 잊 어보자. 어떻게 생각하시는가? 우리들은 완벽한 단백질을 얻기 위해 서 소고기를 먹지만, 그 소들은 단백질을 형성하기 위해 무엇을 먹는 가 말이다. 고기가 아니다. 풀이다. 오늘도 풀을 먹고 내일도 풀을 먹 는다. 재미있지 않은가? 어떻게 그럴 수 있을까? 오랫동안 우리는 고 기를 먹어야 튼튼해진다는 교육을 받아왔다. 그런데 이렇게 상식적 인 측면에서 생각해보면 정반대의 의견이 버젓이 존재한다는 말이 다.

단백질을 먹는다고
단백질이 생기지는 않는다

　이제 당신은 육식에 관한 모든 질문 중에서 가장 오해가 많은 문제를 접하게 될 것이다. 이것은 아주 중요하다. 무엇인가 하면 '단백질을 먹는다고 몸에서 단백질이 형성되는 것이 아니다'라는 사실이다. 그렇다. 바로 읽었다. 단백질은 음식의 아미노산으로부터 만들어진다. 단백질이 단백질로부터 만들어지는 길은 그 음식 안에 있는 아미노산이 인체 내에서 얼마나 잘 활용되는가에 있다. 한 조각의 소고기, 돼지고기, 닭고기를 먹으면 그것이 몸에서 단백질이 될 것이라는 생각은 터무니없다. 동물의 단백질은 동물의 단백질이지 인간의 단백질이 아니다. 단백질 문제를 이해하려면 반드시 아미노산을 이해해야 한다.

　우리 호모 사피엔스의 몸은 단백질을 단백질 상태 그대로 이용하거나 흡수할 수 없다. 단백질은 먼저 소화되어 그 성분인 아미노산으로 분해되어야 한다. 그런 다음에 그 아미노산을 사용해서 단백질을 만들 수 있다. 따라서 음식물에 있는 단백질의 최종가치는 그 아미노산에 달려있다. 필수적인 성분은 아미노산이다. 그런데 이 모든 필수 아미노산은 식물에서 온다. 동물은 단백질의 원천인 8개의 필수 아미노산을 사용할 수는 있지만, 스스로 그것들을 합성하거나 만들어낼 힘은 없다. 식물은 공기와 흙과 물로부터 아미노산을 합성할 수 있다. 그러나 인간을 포함한 모든 동물은 식물을 먹거나, 식물을 먹은 동물을 잡아먹음으로써만 이 단백질의 재료를 얻을 수 있다. 동물과 인간이 식물로부터 얻지 못하는 필수 아미노산은 없다.

코끼리나 들소처럼 힘이 센 동물들은 식물의 생명을 먹음으로써 섭취한 풍부한 아미노산으로 단백질을 만든다. 육식동물들도 위급 상황을 제외하고는 다른 육식동물을 먹지 않는다. 사자를 잡아먹는 호랑이는 없다. 하이에나와 사자가 초원에서 결투한 다음 그 승자가 패자의 시체를 먹는 장면을 본 적이 있는가? 그들은 본능적으로 식물을 먹는 동물들을 먹는다.

아미노산은 23가지 종류가 있다. 모두가 우리 몸에 필수적이다. 그렇지 않다면 존재하지도 않았을 것이다. 그런데 공교롭게도 이 중 15종은 우리 몸이 스스로 합성할 수 있고, 나머지 8종은 우리가 먹는 음식을 통해서 얻어야만 한다. 그래서 이 8종만 '필수 아미노산'이라 불린다. 과일, 채소, 견과류, 씨앗류 등을 정기적으로 먹으면 다른 포유

동물과 마찬가지로 고기를 먹지 않고도 필요한 모든 아미노산을 얻게 된다. 사실은 억지로 노력하지 않는 한 우리는 단백질 결핍에 걸릴 수가 없다. 당신은 단백질이 결핍된 사람을 본 적이 있는가? 단백질 결핍증이라는 말을 들어보았는가? 나 또한 보지도 듣지도 못했다. 기아 상태가 아니라면 단백질 결핍은 절대 발생하지 않는다.

이제 아미노산의 문제를 혼동하지 않길 바란다. 식사 때마다 또는 최소한 하루에 한 번은 모든 필수 아미노산을 먹어야 한다는 그 모든 말들은 순전히 상업적 술수에 불과하다. 이 문제가 이 책에서 가장 논쟁거리가 되는 주제라는 점을 나도 인정한다. 매 끼니마다 '8종의 필수 아미노산'을 먹어야 할 필요가 있다는 믿음은 오랫동안 영양학계의 원칙처럼 여겨져왔다. 그 상업적 논리 뒤에는 육류업계와 식품업계와 제약업계가 있다. 그리고 그들이 제공하는 연구비를 받고 그들의 입맛에 맞추어 보고서를 만들어내는 하얀 가운의 전문가들이 있다. 과수원 주인과 채소가게 주인이 어떻게 광고나 홍보를 하고 연구비를 지원해줄 수 있겠는가 말이다.

'단백질은 아주 중요해서 고기나 소시지를 충분히 먹거나 분말, 액상 또는 정제 형태의 영양제를 따로 챙겨 먹어야 한다'는 논리는 '그럴싸한 가짜 상식'일 뿐임을 명백하게 입증해주는 강력한 증거들이 아주 오래전부터 제기되었다. 프란시스 무어 라페Frances Moore Lappé의 〈작은 행성을 위한 다이어트〉Diet for a Small Planet와 같은 좋은 의도를 가진 책들은 고기를 덜 소비하도록 사람들을 납득시켰다. 또한 아미노산에 대한 인간의 강박증이 잘못되었다는 사실도 증명했다. 나에게도 고기와 유제품의 섭취를 줄인 다음 단백질이 결핍될 것을 우려하는 수천 명이 찾아왔다. 나는 그들의 두려움을 진정시켜줘야 했다.

나는 또한 내가 상담한 수많은 사람들을 통해, 식사 때마다 많은 단백질을 섭취해야 한다는 생각들이 오히려 살을 찌우고 질병을 만든다는 사실을 확인하였다. 사람들은 너무 많은 농축음식을 먹는다. 위에 언급한 프란시스 무어 라페의 말을 빌리자면 "나는 지나치게 정확하려고 노력했다. 당연히 의사들과 영양학자들을 만족시키고 과학적인 비난을 벗어나려고 실수를 범했다. 내가 잘못 판단했다. 이제 우리는 단백질에 대한 환상을 버려야 한다. 우리는 어떤 식으로든 단백질에 대해서 걱정을 할 필요가 없다."며 본인의 잘못을 나중에서야 시인했다. 본인의 잘못을 뉘우치고 반성하는 자의 말이 진실에 가깝다.

인간은 단백질을 얻는 데 엄청난 시간과 노력을 쏟는 유일한 동물이다. 자연의 어떤 동물도 필수 아미노산을 얻기 위해 서로 다른 음식을 섞어 먹지 않는다. 그렇다면 우리 호모 사피엔스는 왜 이것을 이렇게 복잡한 문제로 만든 것일까? 인간은 왜 자연의 법칙을 이상야릇하게 비틀어놓았을까?

오랫동안 믿어왔다는 단순한 이유 때문에 그것이 진실이 되지는 않는다. 예를 들어, 로버트 바라니Robert Barany는 '귀의 내부 활동과 몸의 균형장치를 연결시킨 이론'으로 1914년 생리학과 의학 부문에서 노벨상을 받았다. 그러나 1983년 12월에 우주선에서의 실험으로 그의 이론이 잘못되었다는 것이 증명되었다. 전 세계 유명 대학이 그의 이론을 가르쳤지만, 진실이 아니라는 것이 단번에 증명되었다. 거의 70년 동안 진실이라고 믿었던 것이 얼토당토않은 오류였던 것이다. 노벨상 수상자의 과학이론이 가짜라니….

단백질에 대한 나의 신념을 지지하는 수많은 이론들이 속속 발표되고 있다. 기억해주길 바란다. 이비인후과 의사들이 수십 년 동안 진실이라고 믿었던 '노벨상 수상 이론'이 단 하나의 실험에 의해 여지없이 무너져버렸음을 기억해야 한다.

일반적으로 새로운 진실은 그것이 수용되기 전에 오랫동안 거부되는 경향이 있다. 그 새로운 진실에 대해 논쟁하는 것은 물론 바람직하다. 그러나 조사도 해보지 않고 비난하는 어리석음을 범하지 마시기 바란다. 이 사실은 과학적으로 입증되었을 뿐 아니라, 여러분이 직접 실천에 옮겨보면 쉽게 확인할 수 있다. 평생 동안 이런 식으로 음식을 먹은 사람들에게 아무런 단백질 문제가 없었다. 앞에서 언급했던 장수촌들인 빌카밤바와 훈자 사람들은 서양인에 비해 아주 적은 양의 단백질 음식을 먹었지만 단백질 결핍은 전혀 없었다. 당연히 비만도 질병도 없었다. 그들은 남녀 구별 없이 거의 100세까지 살았다.

우리 몸이 음식으로 얻어야 하는 아미노산은 8종류다. 이들 대부분은 일반적인 과일과 채소에 모두 포함되어있다. 몸에서 생산되지 않는 필수 아미노산들을 함유한 과일과 채소도 물론 많다. 당근, 바나나, 양배추, 배추, 옥수수, 오이, 가지, 케일, 완두콩, 감자, 여름 호박, 고구마, 토마토 등이다. 모든 견과류, 해바라기씨앗, 깨, 땅콩, 그리고 콩류에도 8종의 필수 아미노산 모두가 포함되어있다.

식물에 있는 아미노산이 육류에 있는 아미노산보다 훨씬 몸에 좋다는 것도 이미 알려진 사실이다. 나는 지금 모든 사람들을 채식주의자로 만들려고 하는 것이 아니다. 그러나 잘 생각해보라고 충고하고 싶다. 위대한 과학자 알버트 아인슈타인Albert Einstein은 다음과 같이 말했다. "채식주의자의 삶에 대한 태도가 인간 전체에 가장 유익한 영향을 미쳤음을 우리는 부인할 수 없다. 이것은 강력한 나의 의견이다."

여러분은 이제서야 내가 채식주의자라는 사실을 짐작했을 것이다. 나는 식탁 위에 과일과 채소를 올려놓는 것이 '골고루 음식'에 비해 훨씬 간편하다는 사실을 오래전에 터득했다. 요리를 하느라 법석을 떨 필요가 없다. 설거지 당번을 정하느라 다툴 필요도 없다. 당신이 미니멀리스트로 살고 싶다면 가장 먼저 음식을 바꾸어보라고 강하게 주장한다. 그러나 그것에 흥미 없는 사람들에게 억지로 강요하고 싶지는 않다. 여전히 고기를 먹으면서 건강을 유지할 수도 있다. 고기만 빼고 무엇이든 먹어도 괜찮다고 주장하는 채식주의자들도 많다. 그들 중 일부는 내가 알고 있는 일부 합리적인 육식주의자들보다 훨씬 더 건강하지 못한 것도 사실이다.

그들은 이른바 비거니즘Veganism을 실천하는 사람들이다. 나는 그들 모두를 존경한다. 동물의 시체를 먹지 않는다는 점에서 그들을 존경한다. 도살업체에게 '동물을 살해한 다음 그것의 일부를 포장해달라'고 부탁하지 않는다는 점에서 그들을 존경한다. 그들은 나의 친구들이다. 그러나 그들 중에서 고기를 먹지 않는 대신 빵과 라면과 피자를 먹는 '뚱뚱한 채식주의자'가 많은 것도 사실이다. 그들은 고기를 먹지 않는 대신 설탕이 듬뿍 들어간 크래커와 쿠키와 콜라를 먹는다. 고기를 먹지 않는 대신 시중의 '공장에서 만든 주스'와 '공장에서 만든 라면'과 '공장에서 만든 비타민 음료'를 먹는다. 그것도 부족해서 각종 비타민제와 칼슘제와 근육강화제와 종합비타민제를 먹는다. 그런 다음 '나는 채식주의자라서 고기는 일절 먹지 않습니다'라고 말한다. '나는 지구를 사랑하고 동물을 사랑하기 때문에 동물의 시체를 먹지 않습니다'라고 말한다. 나 또한 어느 정도 그들의 생각을 지지하는 1인이지만, 아쉽게도 자연의 법칙에서 조금 멀리 떨어진 사람들이 많은 것도 사실이다.

모든 고기는
인간의 몸속에서 독소를 뿜어낸다

내가 하고 싶은 질문은 이것이다. 인류는 원래 고기를 먹도록 만들어졌는가? 너무도 많은 양심적인 증거들이 '아니오'라고 말한다. 영양학적, 생리학적, 혹은 심리학적으로 검토해보아도 정당성이 없다고 말한다. 충격적이지 않은가? 인간이 수렵을 통해서 잡은 동물의 시체를 익혀 먹으면서 진화했다는 것은 사실과 거리가 멀다. 수많은 인류학자들과 진화생물학자들은 인간이 열매와 식물의 뿌리 등을 통해서 영양분을 섭취했다고 한결같이 말하고 있다.

저 유명한 〈총, 균, 쇠〉Guns, Germs, and Steel의 저자이자 세계적인 인류학자인 재레드 다이아몬드Jared Mason Diamond 박사는 그의 또 다른 명저 〈제3의 침팬지〉The Third Chimpanzee에서 다음과 같이 말하고 있다.

"초기의 호모 사피엔스의 것보다 훨씬 성능 좋은 무기를 가지고 있는 현대의 수렵채집인에 대한 연구에서도, 한 가족에게 필요한 열량의 대부분은 여성이 채취해 오는 식물성 음식물로 조달되는 것을 알 수 있다. 남성이 가지고 오는 것은 토끼 같은 작은 동물로, 모닥불 옆에 앉아서 떠들어댈 만한 영웅담은 못 된다. 대형동물 사냥이 주요 식량 공급원이 되는 것은 북극 지방에 국한된 것이다. 그리고 인류가 북극에 거주하기 시작한 것도 불과 수천 년 전의 일이다. (중략) 오랜 역사 속에서 인간은 위대한 수렵인이 아니라, 식물성 음식이나 소형 동물을 얻기 위해 석기를 사용하는 약삭빠른 침팬지였던 것이다."

그렇다면 고기의 영양학적 측면도 살펴보도록 하자. 앞에서도 언급했듯이 음식의 제일 첫 번째 필요조건은 그것의 연료가치에 있다. 연료는 몸이 사용할 수 있는 에너지와 관련이 있기 때문이다. 고기는 어떤 연료도 제공하지 않는다. 따라서 아무런 에너지도 공급하지 않는다. 호모 사피엔스가 몸에서 사용할 수 있는 연료는 탄수화물로부터 만들어진다. 고기에는 탄수화물이 없다. 연료가치가 없다는 말이다. 동물성 단백질과 동물성 지방도 에너지를 공급할 수는 있다. 그러나 더 긴 과정을 거쳐야 하고, 더 고통스런 소화과정을 거쳐야만 한다. 그리고 지방은 몸에 비축된 탄수화물이 고갈된 이후에만 연료로 전환될 수 있다. 과도하게 먹은 탄수화물은 일정 부분 몸에서 지방으로 전환되어 저장된다. 인간의 몸은 이렇게 많은 양의 지방을 먹지 않고도 체내에서 지방을 저장하고 사용할 수 있다. 지방은 탄수화물의 은행금고라고 볼 수도 있다. 그곳에서 필요할 때마다 저장과 인출이 이루어진다.

또 하나 고려할 것은 섬유질이다. 건강과 관련된 모든 문제에서 섬유질의 중요성은 아무리 강조해도 지나치지 않다. 무엇보다도 섬유질은 변비와 치질을 치료하는 데 핵심적인 역할을 한다. 그러나 고기에는 이 몸속 쓰레기 청소부인 섬유질이 없다. 없는 정도가 아니라 '완전 제로'라는 말이다.

이제 고기에 들어있는 아미노산의 이용가치에 대해 살펴보자. 하나의 아미노산 사슬은 51개에서 20만 개의 아미노산으로 이루어져 있다. 고기를 통해 단백질이 섭취되면, 그 사슬은 분해되어 인간의 단백질로 다시 조립되어야 한다. 아미노산은 다소 약한 면이 있다. 요리할 때 열을 사용하면 많은 아미노산이 응고되거나 파괴되어 몸에서 사용할 수가 없다. 이 사용할 수 없는 아미노산은 독소가 되어 체중을 증가시키고 몸에 불필요한 일을 증가시켜 에너지를 고갈시킨다. 고기에 있는 아미노산을 이용하기 위해서는 육식동물이나 잡식동물처럼 산 것을 날로 먹어야 한다. 그 나름의 단점이 있는 생선회를 제외하고 사람들은 고기를 날로 먹지 않는다. 설사 산 채로 먹는다고 해도 각종 양념을 치지 않으면 먹을 수가 없다. 당신은 죽은 소의 살점을 칼로 도려내서 입으로 가져갈 수 있는가? 그 맛이 너무 황홀해서 다음에도 반복적으로 같은 행위를 할 수 있는가?

생선회는 항상 밥을 같이 먹게 된다. 단백질과 탄수화물의 잘못된 배합이 발생한다. 그리고 생선회는 장 내부에 기생충을 만들 뿐만 아니라 수질오염의 주범이기도 하다. 생선회에 대해서는 이 정도만 해두자. 고기는 포화지방이 상당히 높다. 이것은 에너지로 사용할 수 있는 종류의 지방이 아니라 심장발작의 원인이 되는 나쁜 지방이다. 따라서 영양학적으로 그와 반대되는 모든 상업적 광고에도 불구하고 고기는 찬성할 내용이 없다. 있다고 하더라도 거의 없다.

이제 육식의 생리학적인 측면을 살펴보자. 육식동물의 이는 길고 날카로우며 끝이 뾰족하다. 모든 육식동물들의 이가 다 그렇다. 인간은 음식물을 부수고 으깨는 데 필요한 어금니가 있다. 육식동물의 턱은 위아래로만 움직이는데 찢고 물어뜯기 위한 것이다. 인간의 턱은 위아래로만이 아니라 옆으로도 움직이는데 그것은 으깨기 위한 것이다. 육식동물의 침은 강한 산성으로 동물의 단백질을 소화하는 데 쓰인다. 육식동물의 침에는 탄수화물을 소화시키는 데 필요한 화학성분인 프티알린Ptyalin이 빠져있다. 필요가 없기 때문이다. 그러나 인간의 침은 알칼리성으로서 탄수화물의 소화에 필요한 전분 분해효소인 프티알린이 함유되어있다.

육식동물의 위장은 단순히 둥근 주머니 형태로 되어있으며 초식동물보다 10배나 많은 염산을 분비한다. 육식동물의 위액은 거의 독이라고 생각해도 무방하다. 인간의 위장은 타원형이며 구조적으로 더 복잡하고 십이지장과 뒤얽혀있다. 육식동물의 장 길이는 몸통의 3배 정도밖에 되지 않는다. 따라서 쉽게 부패하는 음식물을 빨리 내

보내게 되어있다. 인간의 장은 몸통 길이의 12배이며 모든 영양분이 추출될 때까지 음식물을 장 안에 놓아두도록 되어있다. 육식동물의 간은 초식동물의 간보다 12~15배나 많은 요산을 제거할 수 있다. 인간의 간은 소량의 요산만을 겨우 제거할 뿐이다. 요산은 극히 위험한 독소로 우리 몸을 크게 손상시키는 물질이다. 모든 고기는 많은 양의 요산을 우리 몸의 내부에 뿜어낸다. 육식동물과 달리 우리 인간은 요산을 분해할 요산 분해효소가 없다.

육식동물은 표피를 통해 땀을 흘리지 않으며 땀구멍도 없다. 인간은 땀구멍이 있어서 피부를 통해 땀을 내보낼 수 있다. 육식동물의 오줌은 산성이고 우리 인간의 오줌은 알칼리성이다. 육식동물의 혀는 거칠고 우리의 혀는 미끈하다. 인간의 손은 육식동물의 발톱처럼 죽은 동물의 시체에서 내장을 뜯어내도록 만들어진 것이 아니라 나무에서 과일을 따기에 알맞도록 완벽하게 만들어져있다. 인간은 해부학적으로 고기를 먹기 위해 찢고 뜯는 기능이 하나도 없다.

다람쥐를 보면
먹고 싶은가?

마지막으로 우리는 심리학적으로도 고기를 먹게 되어있지 않다. 당신은 우거진 숲속에서 지저귀는 새소리를 들으며 가슴에 맑은 공기를 가득 채우고 천천히 걸어가 본 적이 있는가? 아마 비가 갠 후라서 모든 것이 신선하고 깨끗했을 것이다. 해는 나무 사이로 비치고, 꽃이나 풀 위에 있는 물방울은 반짝이고 있다. 바로 그때 다람쥐 한 마리가 당신이 가고 있던 오솔길을 가로질러 간다. 그 다람쥐를 본 바로 그 순간 그 첫 번째 본능적 욕구는 무엇이었나? 갑자기 달려들어 이로 물어뜯어 그것의 피와 내장, 피부, 뼈, 살, 모든 것을 삼켜버리는 것이 첫 번째 욕구였을까? 그런 다음 기분 좋게 입술을 핥고, 마침 공교롭게도 그 숲에 그 오솔길을 만들어서 이 작고 맛있는 음식을 주신 신에게 감사했을까? 아니면 종종걸음으로 지나간 작은 동물을 보는 바로 그 순간에 즉각적으로 '어머, 저 다람쥐 좀 봐. 귀엽지 않니?' 하고 외쳤을까?

스테이크를 먹고 싶을 때가 있다. 그러면 밖으로 나가서 풀밭을 여유롭게 거니는 송아지를 때려죽인 후, 목을 베고 배를 갈라서 피와 내장을 거쳐 원하는 부위를 잘라낼 것인가? 정육점의 고기를 사서 요리해 먹는 것과 무엇이 다른가? 오랫동안 당신의 친구가 되어준 송아지라면 그게 불가능하고, 남의 집에서 기른 송아지라면 가능한가? 당신이 소고기를 먹는 행위는 도살장 주인에게 '소를 죽여서 포장해달라'고 위탁을 한 셈이다.

종종 아이들이 진짜 평가의 기준이 된다. 침대에 누워있는 아기에게 토끼 한 마리와 사과 한 개를 주어보라. 만약 그 아이가 토끼를 먹고 사과를 가지고 논다면 당신에게 멋진 스포츠카 한 대를 사 주겠다.

그렇다면 왜 사람들은 고기를 먹을까? 2가지 간단한 이유가 있다. 첫 번째 이유는 습관과 조건화다. 만약 발을 절단하면 돌부리에 걸려 넘어질 일이 없을 거라고 사람들을 설득한다면 처음에는 믿지 않을 것이다. 그러나 수천억을 들여 광고를 하고 수십 년 동안 캠페인을 한다면 '뭐 그럴 수도 있겠지'라고 생각하게 된다. 좀 심한 비유지만, 인간이 그렇게 어리석은 것이다. 그래서 히틀러의 오른팔이자 나치 정권의 2인자였던 괴벨스Paul Joseph Goebbels는 다음과 같은 말을 했다. "민중에게는 생각이라는 것 자체가 존재하지 않는다. 그들이 말하는 생각이라는 것은 모두 다른 사람들이 한 말을 그대로 반복해서 말하는 것에 불과하다." 자존심이 상했다면 당신에게 사과드린다.

두 번째는 그냥 고기를 좋아하는 사람들이 있다. 그것이 전부다. 남들이 건강에 좋다니까 먹고 맛있으니까 먹을 뿐이다. 건강을 고려하지 않고 뚱보가 되어도 좋다면 그대로 해도 좋다. 그러나 이것만은 명심하시라. 고기는 그것을 소화시키는 데 엄청난 에너지를 필요로 한다. 그리고 다이어트를 완성하는 데 너무나 많은 일거리를 갖다 준다.

그래도 계속해서 고기를 먹길 원한다면 그 부정적 효과를 최소화하기 위해 3가지 간단한 조언을 해주고 싶다.

■ 좋은 판매처를 구한다.

도살할 동물에게는 몇 가지 위험한 화학물질이 투여된다. 그 동물을 최고의 가격으로 팔기 위해서다. 여기에는 항생제抗生劑(생명을 반대한다는 뜻을 가진) 페니실린Penicillin과 테트라시클린Tetracycline, 세슘-137Cesium-137로 오염을 제거한 하수구 찌꺼기, 방사선 핵처리물, 성장촉진제, 그리고 수많은 화학물질들이 포함된다. 죽은 고기의 빛깔을 잿빛 대신에 붉은 빛으로 바꾸고 시체의 악취를 줄이기 위해 일상적으로 황산나트륨에 담그는 화학처리는 말할 것도 없다. 시멘트 가루까지 먹인다. 그렇다! '영양보건'Nutrition Health지는 미국 중서부 지역의 일부 목축업자들이 소의 몸무게를 늘리기 위해 소에게 수백

kg의 시멘트 가루를 먹인다는 내용을 보고했다. 이 소식을 들은 소비자 단체는 미식약청에 그 일을 중단시킬 것을 탄원했다. 그것을 조사한 식약청은 '시멘트 가루를 먹는 것이 사람들에게 해가 된다는 타당한 이유를 발견하지 못했기 때문에 해로움이 증명될 때까지 그 관행을 막을 수 없다'고 발표했다.

당신은 체중을 늘리려고 시멘트 가루를 먹겠는가? 이것이 상상할 수나 있는 일인가? 나는 그러고 싶지 않다. 아무런 화학 첨가제를 투여하지 않고 자연적으로 방목해서 기른 소고기와 닭고기를 판매하는 곳이 있다면 그곳을 찾기 바란다. 당신이 돈을 내고 사는 소비자이기 때문에 당신에게는 그럴 권리가 있다. 당신이 가는 정육점이 그런 고기를 취급하지 않는다면 다른 곳을 찾아보기를 간곡히 부탁한다.

■ **고기는 하루 한 번 이상은 먹지 않도록 한다.**

고기를 하루에 한 번 이상 먹게 되면 그것을 소화하는 데 엄청난 에너지가 필요하다. 따라서 독소제거를 하는데 사용할 에너지가 충분히 남아있지 못하게 된다. 그 한 번의 식사는 가능하면 저녁에 하는 것이 좋다. 그리고 어떤 날은 고기 음식을 전혀 먹지 않도록 한다. 걱정하지 않아도 좋다. 다음 날에도 죽지 않고 깨어날 것이다. 아마 전날보다 더 활력이 넘칠 것이다.

■ **적절하게 배합한다.**

적절히 배합되지 않은 음식을 먹을 때도 있을 것이다. 그러나 고기 음식을 먹을 때는 반드시 그렇게 하길 바란다. 적절히 배합된 고기만으로도 당신의 몸은 힘들다. 고기와 함께 진수성찬을 먹지 말라는 말이다. 일을 더 복잡하게 만들지 않길 부탁한다. '나는 단백질이 더 많이 필요합니다. 하루 종일 몸을 움직이기 때문입니다.'라고 말하는 운동선수가 있을지도 모르겠다. '미의학협회'American Medical Association지에는 다음과 같은 재미있는 논평이 실려있다.

"균형이 잘 잡힌 식사를 하는 운동선수가 단백질 영양제를 추가로 섭취한다고 해서 건강에 도움이 되는 것은 아니다. 운동선수도 일반인과 같은 양의 단백질이 필요하다. 단백질은 절대 체력을 증강시키지 않는다. 초과된 단백질을 소화하고 신진대사를 하는 데 더 많은 에너지가 필요할 뿐이다. 더욱이 운동선수가 추가로 먹은 단백질은 탈수와 식욕부진과 설사를 유발할 수 있다."

만일 더 많은 신체적 활동이 예상된다면 더 많은 연료를 확보하기 위해 탄수화물을 섭취하는 것이 좋다. 내가 말하는 탄수화물은 공장에서 만들어지는 빵이나 과자, 국수, 라면을 말하는 것이 아니다. 공장에서 가져온 탄수화물은 탄수화물이 아니라 쓰레기 음식이라는 뜻을 가진 정크푸드Junk Food일 뿐이다. 나는 지금 과수원에서 가져온 사과와 포도, 그리고 밭에서 가져온 신선한 고구마와 감자를 말하는 것이다.

단백질은 연료의 효율성을 파괴한다. 근육의 활동에 직접적으로든 간접적으로든 도움이 되지 않는다. 단백질은 에너지를 생산하지 않고 오히려 소모시킨다. 전적으로 고기만 먹는 사자는 하루에 20시간을 잔다. 과일만을 먹는 침팬지와 오랑우탄은 6시간만 잔다. 소화를 시키기 위한 에너지가 사자에게는 남아있지 않고 오랑우탄에게는 에너지가 넘치기 때문이다. 또한 미의학협회지는 '채식은 심장병을 90%에서 97%까지 예방할 수 있다'고 보고했다. 믿을 수 있는 기관의 믿을 수 있는 통계가 아닐 수 없다. 미의학협회는 이런 말을 해서 돈을 벌지 못한다. 영양제를 먹어야 한다고 말하고 고기를 먹어야 한다고 외치는 사람 뒤에는 육류업계와 식품업계와 제약업자들이 몰래 숨어서 미디어를 조종하고 있다.

마지막으로 다루어야 할 주제는 비타민 B12이다. 영양제를 먹지 않으면 비타민 B12가 부족할 것이라고 주장하는 제약업계의 상업성 멘트는 당치도 않은 말이다. 우리가 먹는 동물들은 그것을 어디서 얻는가? 비타민 B12는 식물에서 아주 소량으로 발견되기도 한다. 그러나 비타민 B12는 주로 몸에서 생산된다. 우리에게 고기와 우유를 공급하는 소는 비타민 B12를 어디에서 얻을까? 조금만 생각해보면 답이 저절로 나온다. 아마도 고기나 유제품에서만 이것이 나온다면 인류는 이미 멸종하고 말았을 것이다. 현대의 수많은 보고서들이 내 이론을 뒷받침해주고 있다.

우리 인간에게 필요한 비타민 B12의 양은 아주 미미해서 그 중량은 마이크로그램(1g/100만)이나 나노그램(1g/10억)으로 계산된다. 비타민 B12 1mg이면 체내에서 2년 이상 쓰기에 충분하며, 건강한 사람의 몸에는 보통 약 5년 치의 필요량이 저장되어있다. 그러나 문제는 여기에 있다. 고기를 먹으면 부패가 시작되므로 위장에서 비타민 B12의 생산을 방해하고 지연시킨다. 따라서 육식주의자들은 채식주의자들보다 비타민 B12의 결핍증에 걸리기가 더 쉽다. 이것은 미농무성의 연감에도 나와있다. 그러나 일반인들에게는 정반대의 내용이 홍보된다. 고기를 팔아서 이득을 보는 사람들이 뒤에서 조종을 하기 때문이다. 이제는 이 책을 읽는 당신을 포함해서 모두가 아는 사실이 되었다. 나는 또다시 질문하겠다. 당신은 비타민 B12가 부족해서 질병에 걸린 사람을 본 적이 있는가?

달걀에는
비소가 숨어있다

달걀이 단백질원으로서 고기보다 좀 더 나을 거라고 생각하는 사람들이 있다. 앞에서 말했듯이 실제로 우리 몸이 원하는 것은 양질의 단백질이 아니다. 양질의 아미노산이 필요할 뿐이다. 달걀은 날로 먹지 않는 한, 그 아미노산은 열로 인해 응고되고 사라져버린다. 날로 먹더라도 상황은 달라지지 않는다.

당신이 좋아하는 프라이드치킨에는, 기생충을 죽이고 산란을 촉진시키기 위해 닭이 살아있을 때 제공된 비소가 함유되어있다. 그 치명적인 독소를 우리가 섭취한다. 또한 달걀에는 간과 콩팥에 과도한 부담을 주는 황이 포함되어있다. 그래서 썩은 계란은 고약한 악취가 난다. 바로 황 냄새다. 성냥을 켤 때 나는 그 황 냄새가 계란에서도 나는 것이다. 당신 앞에 비소가 놓여있다면 먹겠는가? 예쁜 접시에 황이 담겨있다 한들 먹겠는가? 이게 우리가 사 먹는 계란의 실체다.

아름다운 인간의 몸이 생존하기 위해 700만 년 동안 구린내 나는 음식을 먹으면서 진화했을까? 어느 뜨거운 날 집 앞 도로에 달걀을 떨어트린 다음 8시간 정도를 내버려둔 후에 확 풍겨 오는 악취를 맡아보라고 권하고 싶다. 달걀을 36.5도가 되는 몸에 8시간을 두는 것과 무슨 차이가 있겠는가? 달걀을 섭취한 후에 장이 어떻게 움직이는지 그 사실을 안다면 당신은 아연실색할 것이다. 미안하게도 너무 냄새나는 얘기를 했다. 그러나 인정할 것은 인정해야 한다.

그래도 믿지 못하겠는가? 그렇다면 다음의 신뢰성 있는 보고서를 접해보라. 400명의 의학, 생화학, 영양학, 자연과학계의 박사들로 구성된 '문명 및 환경 조사를 위한 국제학회'The International Society for Research on Civilization and Environment가 공식적으로 발표했다. 로스앤젤레스에서 열린 세미나에서 그들은 기존의 '단백질 필요량'에 대한 총체적인 재조사가 필요하다고 언급했다. 고기, 생선, 계란, 우유는 일상의 식사에서 보조적인 역할을 할 수도 있다. 그러나 이런 음식을 매일 섭취하는 것은 절대 필요하지 않다는 것이다. 이렇게 엄청난 학술단체가 이런 진술을 하기 위해서는 그 증거들이 얼마나 설득력이 있어야 하는지 여러분도 알고 있을 것이다.

노르웨이 과학자인 칼 룸홀츠Carl Lumholtz 박사는 식인인류학食人人類學에 대한 심도 높은 연구로 유명하다. 그에 의하면 과거 호주의 어떤 원주민들도 서양인들의 살코기가 짜고 메스껍기 때문에 먹지 않왔을 거라고 발표했다. 그러나 과거 아시아인들과 다른 원주민들은 좋은 먹잇감으로 여겨졌는데 그것은 그들이 주로 채식을 했기 때문이라는 것이다. 생명을 유지하고 생명에 생기를 넣어주기 위해, 생명이 충만한 음식을 주로 먹는 것이 최상의 방법이다. 꺼림칙한 이야기지만 믿을 수 있는 기관의 믿을 수 있는 연구결과가 아닐 수 없다. Vegetable(채소)은 Vegetus라는 단어에서 유래되었는데 '생명이 충만한'이라는 뜻이다. 생명이 충만한 음식을 먹기 바란다.

우유는
정치적인 식품이다

　우리는 지금까지 고기의 단백질이 체중감소에 어떤 영향을 미치고 에너지와 어떤 관계가 있는지 살펴보았다. 그렇다면 또 하나, 당신이 그렇게 애지중지하는 우유에 대해 얘기해보자.

　우유를 먹느냐 마느냐 하는 것도 고기를 먹는 습관과 마찬가지로 의견이 분분하다. 수십 년의 연구 끝에 내가 내린 결론은 이렇다. 고기를 제외하고 유제품만큼이나 빨리 다이어트 효과를 손상시키는 것은 아무것도 없다. 고기와 우유는 살을 빼는 데 가장 큰 적이라는 말이다. 나는 또다시 여러분의 믿음체계를 산산이 부수고 있다. 당신은 내 말에 동의하기가 힘들 것이다. 유치원 때부터 학창시절 내내 귀에 못이 박히도록 '우유는 완전식품'이라는 교육을 받았으니 나도 당신을 이해한다. 당신은 한때 고기와 유제품만을 먹는 다이어트를 통해 일시적이나마 살을 빼기도 했을 것이다.

나 또한 당신처럼 그랬었다. 나도 한때는 한 달 동안 계란과 고기와 치즈 외에는 아무것도 먹지 않았다. 그리고 11kg을 뺐었다. 나는 그때 행복했을까? 다이어트를 하는 동안 나는 항상 몸과 마음이 찌뿌둥했었다. 또한 그 이전의 식사로 되돌아간 후 한 달 만에 11kg이 다시 늘었다. 잠시 동안 나는 체중을 줄일 수가 있었다. 하나 또는 두 개의 식품군이 식사에서 완전히 빠져버리면 언제라도 체중은 줄게 된다. 처리해야 할 독소들이 줄어들면서 독소를 가두고 있던 수분이 빠져나가는 것이다. 그러나 내가 먹었던 것들은 수분함유량이 거의 없었기 때문에 다이어트를 하는 내내 컨디션이 좋지 않았다. 항상 몸이 거북했으며 내 입에선 오수처리장의 썩은 냄새가 났다.

고기를 많이 먹는 사람에게서 쓰레기 냄새가 나는 것은 너무도 당연하다. 독성 노폐물들이 호흡과 땀을 통해 몸 밖으로 빠져나가려고 발버둥을 치기 때문이다. 그래서 서양사람들은 고기 썩는 노린내를 없애려고 향수를 뿌린다. 그러나 아시아의 오지마을 사람들에게서는 썩은 냄새 대신에 향긋한 풀냄새와 과일냄새가 난다. 나는 미얀마Myanmar의 오지마을에서 민박하면서 맡았던 시골사람들의 향긋한 냄새를 잊을 수가 없다. 그들은 서구의 도시사람들에 비해 훨씬 가난했지만 훨씬 순결한 음식을 먹었다. 그만큼 표정도 밝았다. 당신이 먹는 음식대로 당신 몸에서는 냄새가 난다. 고기 썩는 냄새와 과일 썩는 냄새는 너무도 다르다. 당연한 일이다. 그래서 'You Are What

You Eat'(당신의 몸은 당신이 먹는 음식의 결과물이다)라는 말이 있다.

미국은 세계 어느 나라보다도 더 많은 유제품을 소비한다. 유제품이 그렇게 좋은 음식이고, 미국인들이 전 세계에서 가장 많이 먹는다면, 미국인의 건강 또한 최고로 좋아야 맞을 것이다. '인체건강에 관한 대통령 자문위원회'의 프로그램 개발 책임자인 리처드 킬러 Richard Keeler 박사가 로스앤젤레스 타임스에 보고한 내용에 따르면, 미국인의 퇴행성 질병은 확고부동한 세계 1위다. 미국의 의료비지출은 국민총생산 대비 18%에 이른다. 100원을 벌어서 20원가량을 병원비로 쓴다는 말이다. 그렇게 좋은 음식을 먹는 국민들이 왜 그렇게 뚱뚱하고 질병에 신음하는 것일까.

유제품을 많이 먹을수록 심장질환, 암, 관절염, 편두통, 알레르기, 중이염, 감기, 건초열, 천식, 기관지염에 많이 걸린다는 자료는 셀 수도 없이 많다. 그러나 우리는 여기에서 멈추기로 한다. 유제품이 어떻게 살을 찌게 하고 우리의 에너지를 갉아먹는지에 대해서만 집중하기로 하자.

절대로 확신할 수 있는 것이 한 가지 있다. 우유가 미국에서 가장 정치적인 식품이라는 것이다. 로스앤젤레스 타임스에 의하면, 유제품업계는 1년에 수십억 달러의 자금을 보조금으로 지급받고 있다. 무슨 말인가? 납세자들, 바로 소비자들이 유제품업계에 그 돈을 지불한다는 말이다. 결코 섭취되지 말아야 할 수많은 유제품을 사는 데 매 시간 수십만 달러를 지급한다는 것이다. 그것들은 지금 창고에 쌓여있다. 그중에는 완전히 썩어서 먹을 수 없는 것들도 있다. 결코 사용되어서는 안 되는 그 잉여 유제품에 대한 창고비만으로도 매년 수천만 달러가 소모된다.

이 책을 읽고 있는 당신과 같이 현명하고 똑똑한 소비자들이 점점 늘고 있다. 진실을 알아챈 지성인들이, 우유는 송아지가 먹는 음식이지 인간이 먹는 음식이 아니라는 인식을 갖게 되면서 유제품에 대한 수요가 조금씩 줄고 있다. 그러나 생산은 계속되고 있다. 유제품이 건강에 이롭다고 말하는 광고는 상업적인 의도를 가진 것이다. 미국에서는 수십억 달러에 달하는 과잉 생산된 유제품 재고를 줄이기 위해, 대대적인 '우유 마시기 캠페인'에 매년 수억 달러의 예산을 쏟아붓고 있다. 미국인의 건강을 위한 캠페인으로 보인다. 그러나 사실 광고 캠페인의 진짜 이유는 과잉 생산되어 창고에서 썩어가는 유제품을 소진시키려는 식품업자와 농축산업자와 미디어의 합작품에 불과한 것이다. 당신은 이미 눈치를 채고 있었으리라고 믿는다.

우유는 송아지를
위한 것이다

　유제품 섭취의 장단점에 대해 논쟁하는 것은 사실 시간낭비처럼 보인다. 단순히 우리의 상식에게 물어보면 정답은 저절로 나온다. 당신에게 질문 하나를 해보자. 부디 솔직하게 대답하길 바란다. 어른 소는 다른 어른 암소의 젖을 먹지 않는다. 그런데 왜 인간은 그것을 먹을까? 사람들은 도대체 무슨 생각으로 어른 암소의 젖을 먹는 것일까? 만약 다 자란 암소에게 우유를 권하면 코로 쿵쿵 냄새를 맡고는 이렇게 말할 것이다. "고맙지만 사양하겠어요. 난 풀이면 충분하니까요."

　당신에게 물어보자. 하늘에 계신 전능하신 신께서 과연 지구상에서 송아지를 제외하고 유일하게 우유를 마시는 동물로 인간을 지명했을까? 당신의 대답은 이럴 것이다. "무슨 소리를 하는 거예요? 우유는 송아지가 먹는 거죠." 당신이 맞았다.

암소의 젖은 단 한 가지 목적, 그 목적을 위해 의도되었고 만들어졌는데 그것은 그 소의 새끼들을 위한 양식이다. 어떤 야생동물도 일단 젖을 떼고 나면 어미의 젖을 마시려고 하지 않는다. 물론 자연적 성향이 왜곡된, 가축으로 길들여진 동물에 대해 말하고 있는 것이 아니다. 집에서 키우는 고양이가 개의 젖을 먹는 경우도 있고 개가 우유를 먹는 경우도 있지만, 그것은 모두 야생의 성향이 왜곡되었기 때문이다. 인간이 기르는 애완동물에서만 아주 드물게 나타나는 성향이다. 나는 이것을 가리켜 '가축의 정신병적 성향'이라고 감히 말하고 싶다.

어떤 동물이든 태어난 후 일정 기간 어미의 젖을 먹는 것은 모든 포유류의 한결같은 습성이다. 그래서 '젖을 먹여 새끼를 키우는 동물'이라는 의미로 포유류Mammalia, 哺乳類라 명명한 것이다. 젖을 떼고 나면 죽을 때까지 다른 음식에 의존한다. 자연은 포유류가 어린 나이에 젖을 떼도록 지시한다. 인간의 경우 6~12개월 정도 모유수유를 하게 되는데 이 기간에는 임신이 되지 않도록 자연이 설계까지 해놓은 상태다. 모유수유 기간에 임신을 하게 되면 태어난 아기가 먹어야 할 영양분을, 어머니 배 속의 아이에게 빼앗기지 않겠는가? 그것은 태어난 아기에게도 좋을 수 없고 배 속의 아기에게도 좋을 수가 없다. 이것은 모든 포유류에게 공통으로 적용되는 원리다. 신(자연)은 얼마나 정확하고 신비스러운 존재인지 알면 알수록 감탄이 절로 나온다.

그런데 어리석은 인간은 엄마가 젖을 먹이는 일을 마친 다음에 송아지의 엄마가 만든 젖으로 대체하도록 가르친다. 젖을 뗀 이후는 물론이고, 태어나자마자 소의 젖을 먹이는 경우가 태반이다. 달리 말해서 지구상에서 다른 동물의 젖을 먹이는 동물이 하나 있는데 그것이 바로 인간이다. 문제가 심각하지 않은가? 물론 이 문제를 객관적으로 바라보기 어렵다. 왜냐하면 서로 상반되는 정보들이 너무 많기 때문이다.

그렇다면 얼룩말이 기린의 젖을 먹고 자라는 모습을 본 적이 있는가? 말의 젖을 먹고 자라는 강아지를 본 적이 있는가? 사슴의 젖을 먹고 자라는 고양이를 본 적이 있는가? 그렇다면 암소의 젖을 먹고 자란 인간을 본 적은 있는가? 앞의 세 가지는 보지 못했지만 뒤의 한 가지는 보았을 것이다. 사실 이 네 가지 모두 똑같이 말도 안 되는데도 말이다.

당신은 암소의 젖을 먹는 사람들을 매일 보면서 살고 있다. 우유를 마시지 않는다고 해도 요구르트, 치즈, 버터 등과 같은 유제품을 먹는다는 것은 우유를 먹는 행위와 다르지 않다. 어떤 사람이 암소의 젖에 입을 대고 빨아 먹지 않고, 젖을 짠 후에 깨끗한 잔에 마셨다고 해서 암소의 젖을 마시지 않은 것은 아니다. 어떤 사람이 그 젖으로 만든 치즈를 빵에 얹어 먹었다고 해서 암소의 젖을 먹지 않은 것이 아니다.

그러나 시골길을 운전하다가, 넥타이에 양복을 입은 신사가 무릎을 꿇고 암소의 젖을 빨고 있는 것을 본다면 당신의 표정은 어떻게 변할까? 갈증이 심했던 당신도 가던 길을 멈추고 바로 그 암소에게로 가서 신사와 함께 암소의 젖통에 입을 대고 젖을 빨아 먹겠는가? 당신은 말도 되지 않는다고 손사래를 칠 것이다. 그렇지만 그 양복을 입은 사람이 우유를 빨아 먹은 다음 그 젖소에게서 짠 우유를 가공해서 멋진 종이팩에 넣어 준다면 당신은 당연히 마실 것이다. 물론 내가 좀 과장해서 말하고 있다는 것을 나도 안다.

그러나 우리의 논리와 본능과 상식, 그리고 자연의 법칙으로 생각해보자. 하늘의 전능하신 신(자연)께서 먹으라고 명령한 것이라면 좋다. 인류가 700만 년 동안 진화하면서 먹어온 음식이라면 좋다. 그러나 그렇지 않다면 이것이 얼마나 우스꽝스러운 일인가? 밀림의 호랑이가 풀을 뜯어 먹고 초원의 소들이 얼룩말의 시체를 먹는 것과 무엇이 다르다는 말인가.

우유는 몸속에
점액을 형성한다

    당신은 이제 '뭘 그렇게까지 얘기할 필요가 있느냐'고 헛웃음을 칠 수도 있을 것이다. 그래서 나는 내가 좋아하는 방식은 아니지만, 사람들이 더 빨리 설득당하는 조금 과학적인 방식으로 말해보겠다. 우유의 화학적 성분구성은 모유의 화학적 성분구성과 근본적으로 다르다.

    우유를 분해하고 소화하는 데 필요한 효소는 레닌Renin(신장 내에서 생기는 단백질 분해효소)과 락타아제Lactase(유당 분해효소)다. 이 효소들은 대부분 3살이 되면 다 없어진다. 모든 젖에는 카제인Casein이라는 성분이 있다. 우유에는 모유보다 카제인이 300배 많이 들어있다. 3배도 아니고 30배도 아니고 무려 300배다. 그것은 커다란 뼈의 발육을 위해서다. 카제인은 위장 안에서 응고되어 크고 질기며 빡빡하고 소화하기 힘든 덩어리(응유)를 형성하는데, 이는 4개의 위장으로 구성된 소의 소화기관에 적합한 것이다. 일단 사람의 몸으로 들어간 이 두껍고 끈적이는 물질은 몸에 어마어마한 부담을 지우게 된다. 인체는 어떻게든 이것을 제거해야 하기 때문이다. 이것을 처리하는 데 어마어마한 양의 에너지가 소모되어야만 한다는 말이다.

불행하게도 이 끈적끈적한 물질의 일부는 굳어져서 창자의 내벽에 붙어버린다. 당연히 다른 영양분이 몸으로 흡수되는 것을 막는다. 결국 장은 무기력 상태가 된다. 또한 우유를 소화하는 과정에서 생긴 부산물은 몸에 상당히 많은 독성점액을 남긴다. 이 독성점액은 산도가 매우 높을 뿐 아니라, 그중 일부는 나중에 그것이 처리될 수 있을 때까지 몸의 어느 한쪽에 오랫동안 저장된다.

집의 먼지를 털어내기 전에 풀을 쑤어서 모든 가구 위에 발라보시라. 그리고 먼지를 털어보시라. 먼지가 털릴까 쌓일까? 유제품은 우리 몸속에서 이와 똑같은 역할을 한다. 체중감소가 아니라 체중증가로 직결된다. 목공작업에서 아교풀이 하는 역할을 우리 몸속에서 카제인이 하는 것이다. 강력한 접착제 역할 그 이상도 이하도 아니다.

앞에서 언급했던, 109세가지 살다간 노만 워커 박사는 반세기가 넘도록 이 주제에 대해 연구했으며 실제로 내분비계의 전문가로 인정받았다. 그는 갑상선암의 가장 큰 원인도 우유에 포함된 카제인 때문이라고 언급하였다. 유제품은 심하게 가공되었을 뿐 아니라, 그 안에 페니실린과 항생제가 남아있어 몸에 훨씬 더 많은 부담을 지운다.

건강할 때부터 꾸준히 약을 복용하라고 충고하는 약사나 의사는 없다. 우리는 가능하면 약을 적게 복용하도록 노력해야 한다. 그것을 분해하고 제거하는 데 엄청난 에너지를 써야 하기 때문이다. 뉴잉글랜드 의학지New England Journal of Medicine에서 홈버그Holmberg와 오스터홈Osterholm과 같은 의사들은 '성장을 촉진시키기 위해 젖소에게 항생제를 투여하는 일반적인 관행 때문에, 인간의 몸에 치명적인 박테리아가 만들어진다. 사우스다코타South Dakota에 있는 사육암소들에게 항생제를 투여한 이후 이 암소의 젖을 먹은 17명의 사람이 질병에 걸렸고 한 사람은 사망했다.'고 보고했다. 같은 주제에 관한 사설에서 이 잡지의 선임편집자인 스튜어트 레비Stuart Levy 박사는 말했다. "항생제를 투여하는 도박행위를 중단할 때가 확실히 왔다. 비록 과거에 가축을 생산하는 데에 효과적이었더라도, 이러한 관행의 결과가 너무나 명백하기 때문에 우리는 이를 간과할 수 없다. 오늘날 수십만 트럭분의 항생제가 여기에 소비되고 있다." 돈을 벌기 위해 인간을 죽이는 행위가 끝도 없이 자행되고 있다는 말이다.

유제품이 우리 몸에 해를 끼치는 가장 치명적인 이유 중의 하나는 '몸에서의 점액 형성'이다. 유제품은 우리 인간의 소화기관에 점액을 만들어 소화를 매우 느리게 한다. 절대 필요한 소화에너지가 항상 탕진된다. 이 상황은 반드시 해결되어야 한다. 몸에 지나치게 점액이 형성되면 체중감소는 2배, 3배 더 어려워진다.

몇 마디 말만 하면 코 뒤에 있는 점액을 내보내려고 목 뒤에서 소리를 내는 사람들과 얘기해본 적이 있는가? '크윽' 소리가 바로 그것이다. 다음에 그런 사람을 만나면 유제품을 어느 정도 먹는지 물어보길 바란다. 즐겨 마시지 않는다는 사람은 거의 없을 것이다.

유제품에 대한 전통적 견해에 가장 노골적으로 이의를 제기한 권위자 중의 한 명은 윌리엄 엘리스William A. Ellis 박사다. 엘리스 박사는 과학자들 사이에서 매우 존경받는 사람으로 42년 동안 우유와 관련된 문제에만 몰두해서 연구했다. 그가 보여준 유제품과 심장질환, 관절염, 알레르기, 편두통 사이의 연관성은 놀라운 것이다.

그는 '우유와 유제품이 비만의 주요 원인이라는 압도적인 증거는 넘치고 넘친다'고 말했다. 또한 "42년에 걸친 의사생활 동안 나는 환자들에게서 25,000번이 넘는 혈액검사를 했다. 이 검사를 통해 유제품을 먹는 성인들은 먹지 않는 성인들보다 영양분 섭취능력이 현저히 떨어진다는 결론을 내렸다. 영양분 섭취능력이 떨어지면 항상 피로해지고 질병이라는 개선문에 들어서는 특급열차를 타는 것이다."라고 강조했다.

유제품은 아무리 잘 배합해서 먹는다고 하더라도 똑같은 문제가 생긴다. 유제품은 어떤 것이든 농축음식이기 때문이다. 따라서 다른 농축음식과 함께 먹어서는 안 된다. 그러나 우유는 케이크, 쿠키, 혹은 시리얼과 함께 소비되기 때문에 모두 적절한 음식배합을 위반하고 있다. 유제품은 그것만 먹어도 몸에 충분히 장애가 되는데, 다른 음식과 부적절하게 배합되면 그것은 엄청난 문제를 새로 발생시킨다.

유제품에는 요구르트도 포함된다. 내가 지금 무어라고 말했나? 그렇다. 요구르트도 유제품이라고 말했다. 요구르트는 절대 건강식이 아니다. 그것은 우유로 만들어졌다. 그리고 우유는 송아지를 위한 것이다. 요구르트를 먹어서 생기는 좋은 박테리아는, 우리 몸이 잘 알고 있어서 이미 저절로 충분히 생산하고 있다. 최근 미국의 TV에서 광고하는 요구르트 중 하나를 먹어서 130년을 살았다는 불가리아인은 웃음거리에 지나지 않는다. 그들은 촬영 카메라를 들이대기 전까지 그 제품을 본 적이 없다. 그들의 장수에 기여하는 요인은 신선한 공기와 맑은 물, 육체노동, 그리고 그들의 손으로 재배하는 순수한 음식들이다. 불가리아의 시골사람들은 시중의 가공된 요구르트를 먹지 않으며 먹어도 소량을 먹는다. 그들이 먹는 요구르트는 신선한 것으로 시중의 요구르트만큼 발효되지 않았다.

만일 그래도 유제품을 먹어야 한다면 그 피해를 최소한으로 줄이기 위해 적절히 배합하길 바란다. 우유는 절대적으로 다른 음식과 같이 먹지 말고 그것만 따로 마셔야 한다. 그것은 지구상에서 가장 많은 점액을 형성하는 음식이며 다른 어떤 것과도 잘 어울리지 않는다. 치즈를 먹길 원하면 그것을 잘게 썬 다음 순수한 채소샐러드에 넣거나 녹여서 채소 위에 올려놓고 먹는다. 노란색 치즈는 화학염색제에 담가둔 데다가 무시무시한 트랜스지방(식용유와 같은)과 혼합해서 만들어지므로 먹지 않도록 한다. 못 믿겠다면 지금 노란색 치즈를 사다가 포장지 뒷면의 재료와 함량을 확인해도 좋다.

여기서 한 가지 유념해야 할 것이 있다. 시중에서 판매되는 각종 치즈가 함유된 정제식품에는 거의 가짜 치즈가 사용된다. 그 음식이 식은 뒤에 쩍쩍 늘어나지 않고 툭툭 끊어진다면 십중팔구 식용유(팜유나 콩기름 등)로 만든 치즈일 가능성이 높다. 진짜 치즈는 아주 비싸기 때문이다. 우유도 비싼데 그것을 정제하면 얼마나 적은 양의 치즈가 나오겠는가? 저가형 피자나 냉동피자가 대표적인 케이스다. 믿을 수 없다면 나와 내기를 해도 좋다.

'그렇게는 살 수 없다'는 피자의 열광적인 팬들이 있을지도 모른다. 어쩌다 한 번씩 피자를 먹는다면 그 정도는 괜찮다. 그러나 적어도 그것 때문에 발생하는 해로움을 인식하고 남용하지 말아야 한다. 오늘 피자를 먹었으면 다음 날은 그것을 씻어내야 한다. 몸에 가장 좋은 것을 먹도록 한다. 하겐다즈Haagen-Dazs 아이스크림이 먹고 싶다고? 매운 음식을 먹은 직후에는 먹지 않도록 한다. 먹는다면 가끔씩, 될 수 있으면 빈속에 먹는 것이 좋다. 최소한 몸이 이에 맞설 기회를 줘야 한다.

요구르트도 마찬가지다. 과일과 함께 먹지 않도록 한다. 그것은 몸에서 모두 발효되고 부패할 것이다. 공복에 먹길 원한다면 순수한 요구르트를 집에서 만들어 드시라. 그것을 샐러드드레싱으로 써도 좋다. 샐러드를 만들고 거기에 요구르트를 골고루 섞는 것까지는 용인하겠다.

우유를 마시면
몸에서 칼슘이 빠져나간다

어떤 사람들은 칼슘을 위해 유제품이 필요하다고 주장한다. 우리는 우유가 칼슘의 주요 공급원이라고 교육받아왔다. 우유를 먹지 않으면 이가 빠지고 뼈는 부서져버린다고 교육받아왔다. 그러나 우유에 들어있는 칼슘은 모유에 들어있는 칼슘보다 훨씬 더 거칠다. 그리고 그것은 카제인과 결합되어있다. 이것이 칼슘의 흡수를 방해한다. 또한 대부분의 사람들이 마시고 먹는 우유나 치즈는 저온살균처리가 되거나 다른 방법으로 가공처리가 된 제품들이다. 이런 과정은 칼슘의 질을 저하시키고 흡수되기 아주 어렵게 만든다.

젖소에서 짜낸 신선한 우유를 먹는다고 하더라도 인간에게 해로운 각종 성분들이 들어있어서 어떤 이로움도 발견할 수 없다. 아미노산이 많이 함유되었다고 담뱃잎을 씹어 먹겠는가? 그것을 가공한 다음 종이에 말아서 피우겠는가? 인간의 몸은 놀라울 정도로 적응력이 뛰어나다. 그러나 아쉽게도 우유는 사람을 위해 만들어진 것이 아니다. 이 간단한 원리만 명심한다면 아무 일도 없을 것이다.

모든 녹색 잎에는 칼슘이 함유되어있다. 모든 생견과류(삶거나 굽거나 가공되지 않은)에도 칼슘이 있다. 그리고 깨에는 지구상의 어떤 음식보다 더 많은 칼슘이 함유되어있다. 또한 대부분의 과일에도 상당량의 칼슘이 함유되어있다. 과일과 채소를 매일 먹고 이따금씩이라도 생견과류를 좀 먹으면 칼슘결핍이 도저히 생길 수가 없다.

앞에서도 언급한 것처럼, 섭씨 54도 정도의 열만 가해도 음식에 있는 미네랄과 비타민이 거의 파괴된다. 칼슘도 미네랄의 일종이므로 가능하면 불로 가공하지 않은 생견과류나 생씨앗류를 섭취하기 바란다. 칼슘의 가장 좋은 공급원은 깨, 견과류, 다시마, 홍조류, 모든 녹색 잎, 무화과, 대추, 자두와 같은 과일과 채소들이다. 그래도 걱정이 된다면 샐러드나 채소에 깨를 뿌려 먹어라. 당신이 아무리 칼슘결핍에 걸리고 싶어도 걸릴 수가 없다. 우리가 칼슘을 소에 의존하지 말아야 하는 것은 확실하다. 소는 그 모든 칼슘을 어디에서 얻을까? 바로 살아있는 풀에서다. 암소가 칼슘을 위해 우유를 마시지 않고 치즈를 먹지 않는 것은 너무도 확실한 사실이다.

칼슘의 역할을 이해하는 것은 매우 중요하다. 칼슘의 주요 기능 중의 하나는 몸에 있는 산성물질을 중화시키는 일이다. 많은 사람들이 칼슘결핍에 걸리는 진짜 이유는 산도가 높은 식사를 하기 때문이다.

몸에 있는 칼슘이 그 산성식품을 중화시키기 위해 지속적으로 소진되고 있기 때문이다. 그들은 식사에서 많은 양의 칼슘을 얻지만 그 칼슘은 더 빨리, 그리고 지속적으로 소진된다.

버터를 제외한 모든 유제품은 산성이 극도로 많은 식품이다. 버터는 지방이라서 중성에 가깝다. 지방은 단백질의 소화를 지연시킨다. 따라서 버터와 다른 단백질 음식을 섞어 먹지 않는 것이 좋다. 그러나 버터는 탄수화물과 함께 먹을 수 있다. 당신은 칼슘을 위해 유제품을 먹는다. 그러나 '당신이 먹은 유제품을 중화시키기 위해 인체 내의 칼슘이 사용된다'는 사실은 모르고 있다. 참으로 모순이 아닐 수 없다. 몸에 칼슘을 채우려고 할 것이 아니라 식습관을 바꿔 몸에 산성이 더 적게 형성되도록 해야 한다. 그렇게 해야 칼슘의 그 잠재적 가치가 극대화될 것이다.

유제품의 소비를 줄이면, 초기에 일시적으로 허물이 벗겨지거나 손톱이 쉽게 부러지거나 머리가 약간 빠지는 증상이 있을 수 있다. 이러한 변화를 단백질의 결핍으로 오해해서는 안 된다. 걱정이 되면 의사와 상담을 해도 좋다. 그런 증상은 몸이 적응을 하고 있다는 증거다. 유제품에 들어있는 거친 칼슘을 흡수했던 몸이 과일과 채소와 견과류와 씨앗류에서 발견되는 고운 칼슘을 흡수하는 몸으로 변화하며 적응하고 있는 것이다.

허물을 벗는 동물처럼 인간의 손발톱과 머리카락도 새로운 것으로 교체된다. 우리의 눈에는 보이지 않지만, 피부는 정기적으로 낡은 허물을 벗고 좀 더 건강한 조직으로 교체된다. 똑같은 방법으로 몸은 빠진 머리카락을 윤기 있는 머리카락으로 대체시킨다. 빠진 손발톱도 강하고 튼튼한 것으로 대체시킨다.

손발톱이나 머리카락에 문제가 생길 경우 특히 견과류가 도움이 된다. 채소도 물론 커다란 도움이 된다. 하루에 반 컵 정도의 견과류만으로도 사람의 하루 섭취량을 초과한다. 유제품의 소비를 줄이는 즉시 견과류와 씨앗류를 1주일에 2~3번 정도 먹으면 된다. 그러면 손발톱과 머리카락은 전보다 훨씬 튼튼하게 자라고 윤택이 날 것이다.

수십 년 동안의 경험을 통해 나는 많은 종류의 알레르기와 천식이 우유 때문에 발생했다는 사실을 알게 되었다. 나는 개인적으로 25명이 넘는 사람들에게서 그들이 앓고 있던 천식을 완전히 없앴다. 다른 많은 사람들도 자연위생학자들로부터 도움을 받았음을 알고 있다. 대부분의 천식환자의 경우 그들은 유제품을 즐겨 소비했다. 베스 스나드그라스Beth Snodgrass와 허버트 셸턴 박사의 연구결과도 나와 비슷했다. 아이들이 중이염에 걸리는 것도 같은 이유다. 중이염은 아주 일반적인 병이다. 대부분의 어린이들은 유년기에 한 번쯤 중이염에 걸린다. 중이염을 겪는 어린이는 대부분 유제품이나 분유 혹은 그 두 가지를 다 먹고 자란다. 너무 확실한 증거여서 내기를 해도 좋다. 유제품이나 분유를 먹지 않고 자라는 어린이는 중이염이 거의 생기지 않는다. 이 제품을 먹는 아이들에게만 생긴다.

유제품이 건강에 필수불가결한 음식이라고 강조하는 전문가들의 말을 TV에서 들었을 것이다. 부디 혼동하지 말기 바란다. 복잡한 숫자와 현학적인 이론을 뽐내는 전문가들에게 패배하지 말기 바란다. 그러기 위해서는 자료를 근거로 당신 스스로 결정을 내려야 한다. 그들에게 다음과 같이 물어보시라. 신은 인간을 소의 젖을 먹도록 창조했을까, 인간의 젖을 먹도록 창조했을까? 정답은 이미 정해져있다. 어떤 형태로 먹든, 그것이 얼마나 맛이 좋든, 유제품을 먹는다는 것은 간접적으로 소의 젖을 빨고 있는 것이다. 신(자연)은 바보가 아니다.

몇 년 전 내 친구가 우유의 해악에 대한 책의 원고를 탈고한 후, 그 당시 TV에 자주 얼굴을 비추는 유명 의사에게 전화를 걸었다. 추천사를 부탁하는 전화였다. 그러나 그 의사는 깜짝 놀라며 추천사를 거절했다. 본인은 유제품협회의 홍보대사라는 것이다. 우유가 몸에 나쁜 영향을 미치는 점도 인정하지만 우유를 먹지 말라는 책의 추천사를 쓸 수는 없다는 것이다. 그것도 모르고 전화한 친구가 애처롭다.

시중에는 수많은 다이어트 프로그램들이 난무하고 있다. 어떤 프로그램에서도 반드시 등장하는 것이 있다. 그것이 없다면 속임수에 불과할 것이다. 바로 운동이다. 다음 장에서 자세히 살펴보기로 하자.

Fit For Life

6장

끌고 가면 운동이고
끌려가면 노동이다

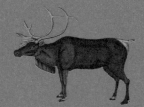

지나치게 강한 운동에 몸이 끌려가면 그것은 노동이 된다.

몸이 끌려다니면 노동이라는 말이다.

매일 끌고 가는 운동만이 지속가능하다는 사실을 명심하기 바란다.

끌고 가려면 어떻게 해야 할까?

그렇다. 운동이 즐거워야 한다.

심장이 강할수록
수명은 길어진다

살을 빼기 위해 해병대 캠프와 같은 지옥훈련에 입소하는 사람들이 있다. 그러나 이것은 완전히 틀린 방법이다. 살을 뺀다는 것은 마치 이솝우화의 '해와 바람 이야기'와 같다. 해와 바람의 '나그네 옷 벗기기 시합' 말이다. 바람이 세차게 불수록 나그네는 옷을 여미지만, 바람에도 꿈쩍 않던 나그네가 따뜻한 햇볕이 내리쬐자 외투를 훌렁 벗더라는 이야기 말이다.

당신은 몸을 완전히 편한 상태로 이완시켜야 한다. 그러니까 자연의 상태로 돌려놓아야 한다는 말이다. 그리고 몸이 말하는 소리를 듣고 몸을 도와주기만 하면 된다. 해병대 캠프처럼 혹독한 훈련으로 살을 빼려 하면 몸은 강하게 저항한다. 100조 개의 세포들이 비상사태에 들어간다. 훈련의 강도가 높을수록 식욕도 불타오르게 되어있다.

당신은 몸의 손을 잡고 천천히 산책을 하듯이 운동을 하기 바란다. 당신의 몸을 끌고 자연으로 인도하면 그만이다. 지나치게 강한 운동에 몸이 끌려가면 그것은 노동이 된다. 몸이 끌려다니면 노동이라는 말이다. 매일 끌고 가는 운동만이 지속가능하다는 사실을 명심하기 바란다. 끌고 가려면 어떻게 해야 할까? 그렇다. 운동이 즐거워야 한다.

즐거운 운동의 형태는 수영, 테니스, 줄넘기, 가벼운 조깅, 자전거 타기, 그리고 활기차게 걷기 등 많다. 원한다면 스트레칭이나 요가를 할 수도 있다. 당신이 좋아해서 매일 할 수 있는 것을 선택하시라. 좋아하지 않는 운동을 억지로 한다면 당신은 지속할 수 없다. 노동이 되기 때문이다. 당신이 자전거 타기를 좋아한다면 그렇게 하시라. 자전거를 억지로 타는 사람은 없을 것이다. 그것은 지속가능한 운동이다. 평생 자전거를 타면서 아름다운 몸매를 유지할 수 있기 때문이다.

운동은 호흡과 순환계통을 자극한다. 운동을 하면 신선한 산소를 포함한 혈액이 온몸 구석구석까지 순환하게 된다. 심장은 근육으로 만들어진 조직이다. 당연히 팔근육이나 다리근육과 마찬가지로 사용하지 않으면 노화된다. 매일같이 어느 정도 심장을 뛰게 할 수 있는 무언가를 하라는 것이다. 밖으로 나가 몸을 덥게 하고 땀을 흘리도록 하라. 운동 없이는 어떤 다이어트도 큰 효과를 거둘 수 없다.

물론 운동은 보조 역할이다. 음식이 90%라면 운동은 10% 정도다.

그러나 생각해보시라. 아궁이에 불을 때는데 바람이 없으면 되겠는 가 말이다. 당연히 장작은 젖은 장작(고기와 공장음식)이 아니라 마른 장작(과일과 채소)을 넣어야 한다. 하지만 부채로 바람을 넣어주지 않으면 장작은 서서히 꺼질 것이다. 비록 10%라고 하더라도 운동이 없으면 음식도 효력을 발휘할 수 없다. 앞에서 산소 21%, 질소 78%, 기타 1%로 공기가 구성되어있다고 말했다. 만일 1%의 기타 요소들이 없어진다면 지구는 엄청난 혼란에 휩싸일 것이 뻔하다. 모든 것은 균형을 맞추어야 하기 때문이다.

당신이 매일 5시간씩 지옥훈련을 하듯이 운동을 하고 있다면 당신은 틀렸다. 그것은 마치 산소를 50%로 확장시키는 것과 똑같다. 그 좋다는 산소도 지구 대기 중에서 50%가 되면 인간은 모두 사망이다. 당장은 몰라도 얼마 지나지 않아서 몸의 균형이 무너질 것은 아궁이의 불처럼 확연하지 않은가.

집에 운동기구를 소유하고 있는 사람들도 많다. 아령, 훌라후프, 운동용 자전거 등, 어떤 운동기구라도 좋다. 그러나 이것만은 실천해주기 바란다. 하루에 해야 할 최소한의 운동량은 채우라는 것이다. 그 최소한의 운동량은 30분간 활기차게 걷는 것이다. 이것은 정말 최소량이다. 더 많이 하면 좋겠지만 최소한 30분간 활기차게 걸으면 '다이어트 불변의 법칙'의 효과를 극대화할 수 있다. 이상적인 시간은 이른 아침이다. 그때가 공기도 가장 신선하고 우리의 몸도 역시 깨어있는 시간이다. 이른 아침에 우리 몸은 운동을 최대한도로 활용할 수 있기 때문에 신체적으로나 심리적으로나 많은 이로움이 있다.

내일이 기말고사인데 TV 앞에 멍하니 앉아있을 때가 있지 않은가. 어떤 기분이 드시는가. 고통스런 시험을 잊고 있으니 행복할까. 오히려 그 반대다. 눈은 TV를 보고 있지만 마음은 항상 불안할 것이다. 불행하게도 운동을 귀찮아하는 사람들도 아주 많다. 운동을 해야 한다고 생각하면서도 운동을 하지 않으면 부정적인 기분이 생긴다. 그것은 에너지를 고갈시킨다. 운동에 대해 생각할 때마다 매일 이런 기분이 생기는 것이다. 만약 운동을 아직 하지 않았다면 자신에게 이렇게 말할 것이다. "이런, 오늘 아직 운동을 하지 못했군. 그런데 이따가도 하지 못할 것 같아. 그러니 내일 해야지…." 그렇게 말하면서도 죄책감에서 벗어나지 못한다.

그러나 아침에 일어나서 운동을 먼저 한다면, '그래, 난 벌써 운동을 했어' 이런 기분이 들 것이다. 이렇듯 자신을 긍정적인 기분의 상태로 몰아간다. 그리고 이런 기분은 삶의 다른 영역까지 확산된다. 모든 것이 강화된다. 일단 아침마다 운동하는 습관이 들기만 하면, 하루를 건너뛸 때 실망감마저 느끼게 되는 것이다. 그 좋은 것을 못했으니 말이다.

나 또한 뚱뚱한 사람들이 전형적으로 가지고 있는 운동에 대한 거부감이 있었다. 그래서 매일 아침운동을 하도록 나 자신을 엄격히 통제해야만 했다. 아침에 일어나 어린아이와 같은 생각으로, "난 그동안 참 잘해왔어. 그러니 하루 정도는 빼먹어도 상관없지 뭐." 같은 태도를 가졌었다. '1주일에 3일만 운동하라고 하는 의사들도 있잖아'라고 생각한 날들도 있었다. 혼잣말로 그러면서도 내심 불거져 나온 뱃살을 보며 불안한 마음을 감출 수 없었다. 나는 다시 운동복을 걸치고 운동할 준비를 했다. 16km를 달리기 위해 자전거에 올라타면서도 내 마음 한쪽에서는 그 일을 그만두라고 속삭이는 것 같았다. 그러나 점점 몸이 날씬해지면서 나는 더 날씬해지고 싶었고 마침내 나는 성공했다.

이제 나는 기대감으로 아침운동을 기다린다. 시작한 지 한 달 후에 모든 것이 변했다. 내가 규칙적인 운동을 처음 시작했을 때는 가만히 쉬고 있을 때의 심장박동수가 1분에 72번이었다. 1달 후 그것은 54번으로 줄었다. 1달 만에 나는 내 심장의 기능을 1분에 18번의 박동수만큼이나 강화시켰다. 하루에 25,000번 이상 심장 박동수가 줄어든 것이다. 그것은 1년으로 환산하면 수백만 번의 심장 박동수가 줄어든 것이다. 나는 지금 장수에 대해 말하고 있는 것이다. 1년에 수백만 번의 박동수를 줄이면 심장에 부담이 그만큼 줄어든다. 따라서 수명이 길어질 수밖에 없다. 흥분되는 일이다. 운동은 내게 즐거움이 되었을 뿐 아니라 장수의 가능성도 심어주었다.

음식을 바꾸고 규칙적인 운동을 했기 때문에 체중이 줄었고 그것을 계속해서 유지할 수 있었다는 것은 의심할 여지가 없다. 당신의 일상생활에서 운동을 빠트리는 실수를 범하지 않기를 바란다. 이 법칙의 궁극적인 성공은 그것에 달려있다. 최소한 활기차게 걷는 것조차 할 수 없는 사람은 극소수에 불과하다. 식사의 원리가 새로운 생활양식의 일부가 되어야 하듯이 운동 역시 중요한 역할을 담당해야 한다. 마른 장작에 부채를 부치면 얼마나 신나게 타는지, 아궁이에 장작을 때본 사람만이 알 수 있다.

햇볕을 쬐면
왜 살이 빠질까?

나는 여기에서 2가지 중요한 요소를 추가하고자 한다. 신선한 공기와 햇볕이다. 내가 이렇게 말하면 '하비 선생님도 남들과 똑같이 고리타분한 말씀을 하시는군요'라고 말한다. 그렇다. 내가 고리타분한 사람인지도 모르겠다. 그러나 나는 당신이 나에 대해 '고리타분한 사람'이라는 표현 대신에 '몸의 원리와 자연의 원리가 하나라는 사실을 주장하는 사람'이라고 말해주면 고맙게 생각하겠다. 우리는 지금 숨을 쉬는 공기로부터 얻는 자양분이 얼마나 많은지 깨닫지 못하기 때문이다. 신선한 공기는 이 지구상에 있는 모든 생명의 근원이 되는 햇빛과 함께 매우 귀중한 힘이다. 행복이 먼 곳에 있지 않듯이 치유의 명약도 멀리 있는 것이 아니다. 당신은 무슨 무슨 풀뿌리 명약을 찾거나 석유의 부산물로 만들어지는 형형색색의 알약에 의지하면 절대 병을 치료할 수도 없고 살을 뺄 수도 없다. 우리 인간이 자연에서 온 것처럼 해답을 항상 자연에서 찾아야 한다. 신선한 공기를 마시고 햇볕을 자주 쬐면 몸속의 독소들이 아주 빨리 빠져나간다는 사실을 깨달아야 한다. 질병과 비만의 해결책들은 항상 당신 곁에 있다는 말이다.

숲이나 해변을 걷거나 시골길을 자전거로 달리면 신체적으로나 정서적으로 놀라운 일들이 일어난다. 잠잘 때 창문을 열어놓는 것도 아주 중요하다. 따뜻한 이불을 하나 더 덮더라도 잠자고 있는 동안 신선한 공기를 순환시키는 것이 매우 중요하다. 동화주기와 배출주기 동안에 신선한 공기가 공급되면, 막 뿜어낸 이산화탄소를 다시 몸에 넣지 않을 수 있으므로 훨씬 효과적이다.

세상에는 나처럼 진실을 추구하면서 살아가겠다는 사람들을 아찔하게 하는 상업적인 정보들이 마구 떠돌아다니고 있다. 밖에 나갈 때는 반드시 자외선차단제를 발라야 한다거나 선글라스를 써야 한다는 것이 그것이다. 햇빛이 위험하다는 어처구니없는 정보다. 햇빛은 지구상에 있는 모든 생명의 원천이다. 이것은 절대로 잊어서는 안 되는 진실이다. 해가 없이는 생명도 없다. 우리는 햇빛의 도움으로 귀중한 영양분을 만들어낸다. 햇빛은 피부의 구멍을 열고 독소가 피부를 통해 나가도록 도와준다. 당연히 독소제거와 다이어트에 필수적이다.

물론 어떤 것도 남용하면 위험해진다. 만약 당신이 머리를 물속에

담근 채로 오랫동안 있으면 당신은 물에 빠져 죽게 된다. 이 말이 '물을 사용해서는 안 된다'는 의미일까? 위험해질 가능성이 있는 것은 확실하다. 그러나 그렇다고 해서 물을 가까이하지 말아야 한다는 뜻은 아니다. 햇빛도 위험가능성이 있다. 너무 많은 물 때문에 물에 빠져 죽을 수 있듯이, 햇볕을 너무 많이 쬐면 화상을 입을 수 있다.

그러나 우리 호모 사피엔스는 강한 햇볕에서 살아남는 방법을 찾아냈다. 그것은 무엇인가? 바로 나무 그늘로 피신하는 방법이다. 또 웃는 소리가 들린다. 그러나 잘 생각해보시라. 모든 야생동물이 자기 나름대로 더위에서 피신하는 방법이 있듯이, 인간은 나무 그늘로 피신하는 방법을 통해서 강한 햇볕과 타협을 하면서 진화해왔다. 가능하면 화학적 방법(자외선차단제를 바르는 등)을 사용하지 말고 물리적 방법(모자나 양산을 쓰는 등)을 선택하시라.

햇빛을 남용하라는 말이 아니다. 그것을 이용하시라. 살을 태우는 로션이나 자외선차단제는 권장하고 싶지 않다. 자외선과 적외선을 차단하는 상업용 화장품을 사용하기보다는 천천히 햇빛에 대한 내성을 기르는 것이 훨씬 더 좋다. 이 상업용 약품과 화장품들은 독소와 지방을 몸 밖으로 빼내는 작용도 방해한다.

반드시 기억해주기 바란다. 햇빛은 우리를 섹시하게 태워줄 뿐 아니라 온몸에 활력도 불어넣어준다는 사실이다. 그래도 그런 상업용 제품을 사용해야 한다면 화학성분이 들어있는 것은 피해야 한다. 할 수 있다면 매일 혹은 가능한 한 자주 30분 이상 햇볕을 쬐길 바란다.

아침이면 더 좋다. 축 늘어진 피부가 아니라 건강한 피부를 원한다면 해 앞에 당당히 나서라. 당신의 피부가 적응할 때까지 약간의 시간은 걸릴 것이다. 그 시간만 지나면 당신의 피부는 달라질 것이다. 그 피부 아래에 숨어있는 당신의 몸도 살려낼 것이다.

　다이어트를 완성하는 데 있어 운동, 신선한 공기와 햇빛이 중대한 역할을 하는 것은 확실하다. 마지막으로 한 가지가 더 있다. 그것은 외부에 있지 않고 내부에 있다. 시작하기만 하면 된다. 그것은 생각한 대로 된다는 믿음이다.

뚱뚱하다고 생각하면
뚱뚱해지는 이유

현대의 의학이나 영양학은 다분히 상업적이다. 그래서 그들은 인간의 정신과 몸을 분리한 다음 몸에 관해서만 얘기한다. 왜냐하면 정신은 상업적인 가치가 별로 없기 때문이다. 그들은 우리의 정신을 통제하기 힘든 것이라고 말하기도 한다. 그것이 사실이든 아니든 상관없다. 그러나 이것만은 확실하다. 긍정적인 사고방식은 건강에 아무런 피해도 주지 않는다는 사실이다. 긍정적인 사고가 다이어트와 건강에 엄청난 도움이 된다고 나는 확신한다. 이에 공감하는 의학자들도 물론 셀 수 없이 많다. 노만 쿠진스Norman Cousins 박사는 그의 베스트셀러 〈질병의 해부학〉Anatomy of Illness에서 자신의 많은 성과는 모든 상황을 긍정적인 시각으로 보는 자세에서 시작됐다고 말했다. 하버드 의과대학 심장병학 교수인 허버트 벤슨Herbert Benson 박사는

〈이완적 반응을 넘어〉Beyond the Relaxation Response라는 책에서 마음의 힘만으로도 몸을 물리적으로 바꿀 수 있는 강력한 사례들을 제시했다.

나는 앞에서, 인간의 몸이 상상하기 힘들 정도로 정확하고 지혜롭다고 말한 바 있다. 또한 우리의 믿음이 다이어트와 건강에 엄청난 역할을 수행한다고 언급했었다. 당신이 무엇을 할 수 있다고 진정으로 믿으면, 당신은 그것을 할 수 있다는 말이다. 우리 몸을 구성하는 100조 개의 모든 세포는 생명으로 가득 차있고 엄청난 지능을 가지고 있다. 각각의 세포는 명령을 기다리고 있는 군대의 병사와 같다. 우리는 지속적으로 메시지나 명령을 세포에 전하고 있으며 세포들은 그 명령들을 부지런히 수행하고 있다. 우리는 얼마든지 우리가 원하는 것을 세포에게 지시할 수 있다.

몸은 마음이 원하기만 하면 좋은 결과를 가져다준다. 마음은 지속적으로 몸의 상태를 평가한다. 우리는 몸에 대한 사고방식을 바꿈으로써 우리 몸의 형태를 얼마든지 바꿀 수 있다. 우리의 정신은 우리의 몸에 계속적으로 메시지를 전달한다. 이 메시지들은 긍정적일 수도 있고 부정적일 수도 있다. 우리는 체중을 줄이고 건강을 향상시키는 데 도움이 되는 정신을 마음대로 사용할 수 있다. 따라서 건강해지기 위해서는 스스로 건강하다고 믿기 시작해야 한다. 체중을 줄이기 위해서 그렇게 할 수 있다는 믿음으로 시작해야 한다.

우리의 세포는 우리의 지시를 기다리고 있다. 예를 들어 당신이 거울을 보고 자신에게, '나는 정말 뚱뚱해'라고 말하면 당신은 자신의 몸에다가 스스로를 뚱뚱하게 하는 메시지를 무의식적으로 전하고 있는 것이다. 그것은 비만을 유지하라고 세포에게 내린 명령인 것이다. 자신의 다리가 뚱뚱하거나 보기 흉하다고 스스로에게 반복적으로 말하는 것은, 그 상태를 유지하라고 지시하는 역할만을 할 뿐이다. 놀라운 것은 세포는 자동적으로 맨 마지막 지시에 복종한다는 것이다. 따라서 당신이 몇 년 동안 부정적인 사고방식을 가졌고 습관적으로 부정적인 메시지를 전했다고 하더라도, 바로 지금 이 순간에 그 방향을 바꿀 수 있다. 부정적으로 생각하면 몸매는 부정적이 된다. 결코 긍정적인 몸매가 되지 않는다.

사업에서 엄청난 성공을 이룬 부자들에게 그 시발점이 무엇이냐고 물으면 대부분 '긍정적인 마음'이라고 답한다. 그들은 한결같이 '부자와 가난한 자의 차이점은 '세상을 긍정적으로 보느냐, 부정적으로 보느냐의 차이다'라고 말한다. 가령 A는 어떤 사업을 시작할 때 '그것 참 재미있겠는데?'라고 말하고, B는 냉소적으로 웃으며 '그게 말이 되나요?'라고 말한다. 누가 사업에 성공하면 A는 '그 사람은 참 열심히도 하지만 즐겁게 일하더라구!'라고 말하는 반면, B는 '뒤에서 누가 돈을 대주고 밀어주기 때문에 성공한 거야!'라고 말한다. A는 성공할 수밖에 없는 사람이고 B는 항상 세상의 불공정함을 비난하면서 실패하는 사람이다.

다이어트도 이와 크게 다르지 않다. 긍정적인 꿈을 꾸는 자만이 그

결실을 가져갈 수 있다. 해낼 수 있다는 긍정적인 메시지를 전해보시라. '뱃살이 처진 것 좀 봐'라고 말하지 말고 좀 더 유익한 말로 정정해보시라. '뱃살을 좀 빼야겠어'라거나 '허벅지는 가늘어지고 있어' 혹은 '나는 반드시 살을 뺄 거야'라는 메시지를 줘보시라. 그렇게만 하면 당신의 몸은 이 긍정적인 암시를 반영하여 부정적인 정신을 폐기시킬 것이다.

당신은 사실상, 자신의 몸에게 체중을 줄이라고 명령한 것이다. 레오나르도 다빈치로부터 아인슈타인까지, 세상에 알려진 위대한 사상가들은 한결같이 말한다. 우리가 알고 있는 것은 우리가 알아야 할 것의 작은 점에 불과하다고 말이다. '많이 배우면 배울수록 배워야 할 것이 더 많다'라든가 '우리가 알면 알수록 우리가 알지 못하는 것이 얼마나 많은지를 더 실감하게 된다'와 같은 말들이 그것이다. 거대한 지식의 총체로부터 새로운 정보가 나오는 것이다. 인체의 작용에 대해 배워야 할 것이 얼마나 많은지 우리는 감히 짐작조차 할 수 없다.

Fit For Life

7장

다이어트 할 때
궁금한 질문들

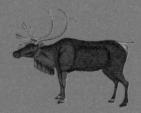

당신이 수분이 풍부한 과일과 채소를 충분히 먹으면
물도 많이 마실 필요가 없고 소금도 거의 먹을 필요가 없다.
소금은 대체물로 족하다.
이것이 나의 결론이다.

Q | 커피나 홍차를 마신다고 큰 문제는 없지 않나요?

A | 미국인 중에서 커피나 홍차를 마시지 않는 인구는 9%가 채 되지 않는다. 10명 중에서 9명은 이것을 기호식품으로 즐기고 있다는 말이다. 이 습관이 얼마나 광범위하게 퍼져있는지 알려주는 명확한 증거다. 미국 인구의 절반 정도는 하루에 두세 잔을 마신다. 또 인구의 1/4은 하루 6잔 이상을 마신다. 전 세계에서 매년 6,000억 잔씩이나 소비된다고 하니 가히 세계인의 음료가 맞다. 대부분의 사람들은 아침에 마시는 커피와 오후에 마시는 홍차를 약물로 생각하지 않는다. 그러나 카페인은 중독성이 있다. 중독성이 있는 것들은 금단현상을 수반한다. 심리적으로나 신체적으로 의존성을 갖게 된다. 커피와 홍차는 일종의 약물이다.

카페인은 코카인과 비슷하게 중앙신경계통을 자극한다. 그리고 심장박동을 증가시키고 혈관의 직경을 변화시킨다. 혈압의 증가, 태아의 선천성 결손, 당뇨, 신부전증, 위궤양, 췌장암, 귀 가려움증, 근육의 떨림, 불안감, 불안정한 수면, 장염을 포함한 수많은 질병과 연결되어 있다. 또한 카페인은 혈당치를 교란시켜 췌장으로 하여금 인슐린을 분비하게 한다.

카페인이 제거된 커피나 홍차는 좀 낫지 않으냐고 질문하는 사람들이 있다. 나는 이 질문에 대한 대답을 또 다른 질문으로 대신하겠다. 당신은 발을 부러뜨리는 대신에 팔을 부러뜨리는 것을 용납하겠는가? 카페인을 제거하는 과정에는 부식성이 아주 높은 화학용매제가 필요한데, 그 화학용매제가 커피열매에 스며들게 된다. 카페인을 제거하는 약물을 당신이 마시게 된다는 말이다. 약물을 마실 것인가? 차라리 카페인을 마실 것인가? 나에게 물어본다면 차라리 카페인이 있는 커피를 마시겠다. 그것이 오히려 자연의 법칙에 가깝기 때문이다.

한 잔의 커피나 홍차는 신장과 요도를 통과하는 데 24시간이 걸린다. 따라서 한 컵 이상을 마시면 24시간 동안 몸에 무거운 부담을 준다. 하루에 7잔 혹은 8잔을 마시는 사람은 신장투석기를 달아야 할 정도로 위험하다. 물리적인 방식(물이나 비화학적인 물질을 통해서)으로 카페인을 제거한 커피는 화학적으로 카페인을 제거한 것보다 확실히 낫다. 그렇다고 커피를 마셔도 좋다는 뜻은 아니다. 커피는 여전히 심하게 산성화되어있다. 그것이 문제다.

음식과 함께 마신 커피는 음식을 예정보다 빨리 위장에서 내보내지만 장의 움직임을 느리게 한다. 장 안에 있는 소화되지 않은 음식은 변비의 주요 원인이 된다. 커피가 콩팥까지 빠져나가는 데는 24시간 걸린다. 너무나 많은 시간이 걸리는 것이 문제다.

산성을 일으키는 음식을 피하는 것이 아주 중요하다고 나는 몇 번 강조했다. 사람의 몸은 산성과 알칼리성의 정도를 반영하는 pH로 숫자화될 수 있다. pH는 0에서부터 14까지 있는데, 0은 완벽한 산성이고 14는 완벽한 알칼리성이다. 당연히 7이 중성이다. 인간의 혈액은 약알칼리로서 7.35~7.4pH 사이다. 피가 중성인 7.0pH까지 내려가기만 해도 그 사람은 아주 위험한 상태에 빠지게 된다. 7.35와 7.4의 간격은 작다. 그러나 이 아주 작은 간격을 벗어나면 피가 불균형 상태가 된다. 커피와 차는 몸에서 순수한 산성으로 변한다. 혈액에 산성이 많을수록 몸은 그것을 중화시키기 위해 더 많은 수분을 흡수하려고 발버둥을 친다. 그렇게 해서 몸무게가 더 늘어나는 것이다.

커피나 홍차를 마시지 못하게 겁주려는 것이 아니다. 그것들이 인체 건강에 어떤 영향을 미치는지 알려주고 싶은 것이다. 다이어트에 도움이 되는지 방해가 되는지 알려주고 싶은 것이다. 어떤 사람들은 단번에 커피와 홍차를 끊기도 하고, 어떤 사람들은 힘들게 끊기도 한다. 수십 년 동안 아침에 겨우 한 잔씩만 마셔왔기 때문에 끊을 필요가 없다고 하는 사람들도 있다. 어쨌든 다 좋다. 하루에 커피 한 잔 정도 마신다고 해서 '다이어트 불변의 법칙'에 크게 어긋나는 것은 아니다. 분명한 것은 커피나 홍차는 마시지 않는 것이 가장 좋다.

그러니 최소한 줄일 수 있다면 그렇게 하시라. 어쩌다 한 번씩 커피나 홍차 대신에 뜨거운 음료를 마시고 싶다면 허브차를 마셔라. 뜨거운 물에 레몬주스를 섞어도 좋다. 레몬주스는 다른 과일과는 달리 당이 많이 함유되어있지 않고 뜨거운 물에서도 발효되지 않는다. 이 차들은 향도 좋고 대부분이 천연적인 것이어서 카페인이 들어있지 않다.

가장 중요한 것은 방향이다. 당신의 목적이 날씬한 몸매와 팔팔한 건강이라는 것을 염두에 두고 그 방향으로 나아가도록 한다. 당신은 이미 그 여행을 시작했다. 그 여행은 힘들지 않고 재미있을 것이다. 조급한 마음을 버리고 천천히 떠나도록 한다. 당신은 미국 대륙의 서쪽 해안에서 동쪽 해안까지 몇 시간 만에 비행기로 갈 수도 있다. 그러나 자연이 제공하는 아름다운 풍경들은 못 보고 지나칠 것이다. 하루아침에 이룬 것은 하루아침에 무너질 수 있다.

매스컴에서 연예인들이 나와 1주일에 10kg 또는 한 달에 20kg 뺐다고 자랑하는 것들을 볼 수 있다. 그리고 어리석은 우리들은 이런 것들에 열광한다. 그들은 위수술을 받거나 약물의 도움을 받았을 가능성이 크다. 하루아침에 이룬 것들은 모두 위험하다. 지속가능하지 않기 때문이다. 시간과 여유를 가지고 날씬한 몸매와 왕성한 에너지를 완성하기 바란다. 서서히 바뀌어가는 재미를 만끽하는 것이 인생이지 않은가 말이다.

Q | 드링크류는 어떤가요?

A | 수백수천억 개의 청량음료가 매년 전 세계에서 소비되고 있다. 실제로 청량음료는 우리의 몸을 부드럽게 만들어주지 못한다. 치아만을 부드럽게 만들 뿐이다. 코넬 대학의 클리브 맥케이Clive McCay 박사는 청량음료가 치아의 에나멜을 완전히 부식시킬 수 있으며 이틀 안에 치아를 죽처럼 흐물흐물하게 만든다고 발표했다. 범인이 되는 주성분은 인산Phosphoric acid이라 불리는 끔찍스런 혼합물이다. 이들 음료수에는 사과산, 탄산, 에리소르빈산Erythorbic acid과 같은 온갖 것들이 함유되어있다. 과일과 채소에 함유된 사과산과 구연산은 몸에서 알칼리성으로 변한다. 그러나 청량음료에 첨가된 산들은 몸속에서도 산성으로 남아있다. 그것들은 파편으로 부서져 있는데 열을 가해 추출했기 때문이다.

청량음료의 성분표시를 꼼꼼히 읽어보면 당신도 놀랄 것이다. 이들 음료 225g 속에는 다량의 유해성분과 함께 정제된 백설탕이 무려 5티스푼 정도가 들어있다. 일반음료와 다이어트 음료의 유일한 차이는 설탕 대신에 대체물을 넣는 것이다. 그런데 그것은 더 위험하다. 카페인을 화학용매제로 녹여 없앤 커피처럼 위험하다. 담배처럼 경고문을 넣어야 할 정도다. 또한 대부분의 음료에는 우리의 오랜 적인 카페인이 들어있다. 사용되는 첨가제에는 또 다른 발암물질인 콜타르Coal tar의 파생물질도 있다. 석유를 정제하는 과정에서 만들어지는 콜타르가 들어있다는 말이다. 음식과 함께 청량음료를 마시면 음식을 잘 소화시키기는커녕 발효를 유발하여 내장을 혼란에 빠트린다. 입에서 달콤하게 속삭인 다음, 몸에 들어가서는 완전히 파괴하는 속임수가 아니고 무엇이겠는가.

그렇게 치명적인 음료를 우리의 아이들에게 마시게 하는 것은 범죄행위다. 카페인 자체만으로도 아이들에게 충분히 위험하다. 대부분의 부모가 자신의 아이들에게 커피를 마시지 못하게 하면서 카페인이 있는 음료를 허락한다는 것은 기가 막힐 일이다. 그렇다면 왜 식품업자들은 몸에도 안 좋은 카페인을 음료수에 첨가하려고 기를 쓰는 것일까? 영양학연구재단Foundation of Nutritional Research의 로얄 리Royal Lee 박사는 이렇게 말한다. "콜라에는 습관성을 유발하는 카페인이 첨가된다. 일단 이 첨가제에 익숙해지면 그것 없이는 잘 견뎌내지 못하게 된다. 청량음료에 카페인을 넣는 이유는 한 가지밖에 없다. 그것에 중독되게 만들려는 의도에서다."

여기서 또 한 번 말한다. 당신이 어떤 방향으로 나갈 것이냐 하는 점이 중요하다고 강조한다. 만약 당신이 영양가 하나 없고, 몸을 산성화시키고, 암의 원인이 되는 화학물질을 줄이는 방향으로 인생을 살기 원한다면 계속 전진하시라. 여행은 첫발을 내딛는 것이 중요하다. 한발 두발 내딛다 보면 당신은 마침내 당신의 인생에서 청량음료를 완전히 제거할 수 있을 것이다.

Q | 가끔씩 초콜릿을 먹는 것도 몸에 나쁜가요?

A | 가끔 조금씩 먹는다면 독약이나 마약을 제외하고 어떤 음식도 그리 나쁘지 않다. 그러나 초콜릿에는 건강에 치명적인 물질이 있다는 사실은 알아야 한다. 첫 번째는 테오브로민Theobromine이라 불리는 카페인과 연관된 물질이다. 캘리포니아 대학의 브루스 아메스 Bruce Ames 박사에 의하면 테오브로민은 인체세포에 있는 DNA를 손상시키는 특정 발암물질을 강화시킨다. 이것은 남성의 고환을 퇴화시키는 원인이 된다. 두 번째는 '다이어트 불변의 법칙'에 찬물을 끼얹을 수 있는 위험한 물질인데 그것은 바로 정제된 백설탕이다.

설탕은 그것을 정제하는 과정에서 모든 생명과 영양분이 흔적도 없이 제거된다. 모든 섬유질, 비타민, 미네랄이 제거되고 오로지 죽은 설탕만 남는다. 설탕은 사람을 뚱뚱하게 만드는 1급 범죄자다. 설탕은 영양소가 전혀 없는 텅 빈, 질 떨어지는 칼로리 덩어리다. 그것은 초과 탄수화물이 되어 지방으로 바뀔 뿐이다. 그렇기 때문에 설탕은 사람들로 하여금 필요한 영양분을 보충하기 위해 과식하게 만든다. 설탕이 많이 들어있는 음식을 먹으면, 몸은 자연히 음식을 더 먹게 되어있다. 설탕에는 영양가가 없으니 다른 음식으로 몸에 필요한 영양소를 채워야 하기 때문이다. 당연히 체중이 늘게 되는 것은 불을 보듯 뻔한 일이다.

이것은 설탕뿐만이 아니다. 공장에서 생산되는 모든 정제식품에게 해당되는 말이다. 앞서 말했던 '뚱뚱한 채식주의자'가 그래서 탄생한 것이다. 그들은 고기를 먹지 않을 뿐이다. 세상의 온갖 정제식품을 먹고 몸을 불리면서 '채식주의'를 주장한다. '채식을 해볼까' 생각하는 수많은 우리의 친구들이 그들의 뚱뚱한 몸을 보고 기겁해서 도망간다. 그들에게는 매우 미안한 말이지만, 비록 그들이 동물을 사랑하고 지구환경을 되살리려는 좋은 의도를 가지고 있더라도, 공장에서 생산된 정제식품으로는 지구의 건강은커녕 자신의 건강도 지킬 수 없다. 오히려 해칠 뿐이다. 나는 그들에게 '정제 비건식품업자'의 주머니를 채워주는 대신 관점을 올바로 가져달라고 다시 한 번 부탁하고 싶다.

달면서도 완전한 식품은 오직 과일뿐이다. 과일에 있는 당은 정제하지 않은 것이어서 몸이 원하는 영양분을 완벽하게 제공한다. 과일은 섬유질도 많아서 배변을 활성화할 뿐 아니라 조금만 먹어도 배가 부르다. 반면에 정제된 설탕은 섬유질이 전혀 없고, 어느 정도 먹으면 오히려 허기를 느끼게 된다. 음식으로 섭취하든, 사탕으로 먹든, 청량음료로 마시든, 어떤 형태로든 정제설탕은 몸에서 발효한다. 당연히 초산, 탄산, 알코올 형성의 원인이 된다. 설탕은 정제되었기 때문이다. 그것이 몸에서 발효의 원인으로 작용하는 것이다. 고기를 별로 먹지 않는데도 입(사실 입이 아니라 배 속에서 올라오는 것이지만)에서 심한 냄새가 난다면 그는 틀림없이 단것을 매우 즐기는 사람이다. 나와 내기를 해도 좋다.

어떤 특정 음식이 건강에 역효과로 작용하는지 알기는 쉽지 않다. 한 음식만 놓고 보면 훨씬 덜 심각해 보이기 쉽다. 그러나 나쁜 음식과 또 다른 나쁜 음식이 합쳐지면 결국 폭탄이 된다. 크고 단단한 유리창이 있다고 치자. 그 유리창에 작은 돌멩이 하나를 던진다면 깨지지는 않을 것이다. 하지만 수만 개의 작은 돌멩이를 계속해서 던진다면 그 유리창은 견디지 못하고 결국 박살이 날 것이다. 각각의 음식이 우리 몸에 미치는 영향력은 마치 하나의 돌멩이와 같다. 그리고 이 모든 효과들이 함께 모이면 몸은 살이 찌고 질병이 발생하게 되어 있다. 유리창을 향해 던지는 돌멩이 수가 적을수록 깨질 확률은 줄게 된다. 커피든 차든 음료든 알코올이든 사탕이든 몸이 싸워야 할 부정적 영향이 적을수록 비만이 될 확률은 줄어든다. 단지 양을 줄이는 것만으로도 피해는 반감된다. 돌멩이의 숫자가 줄기 때문이다.

Q | 식사와 함께 하는 약간의 와인은 괜찮은가요?

A | 누가 그처럼 어리석은 말을 했는지 돌아보라. 그는 아마도 와인회사 사장 중 한 명이거나 매출을 올리는 데 급급한 파스타체인(와인을 식사와 함께 제공하는)의 사장일 것이다. 눈을 껌벅이거나 숨을 쉬는 데는 많은 도움이 필요하지 않다. 당연히 음식을 소화시키는 데도 외부의 도움이 필요하지 않다. 몸은 스스로 반응해서 음식물을 소화시킨다. 음식이 위장에 도달하면 그저 소화작용이 일어날 뿐이다. 포도주는 음식의 소화를 지연시킨다. 술에 취한 상태로 운전할 때 반응이 늦어지는 것처럼 소화작용도 똑같이 늦어진다.

포도주는 발효된다. 발효된 포도주는 몸속에서 음식을 부패시킨다. 당연하지 않은가? 빵과 고기를 커다란 그릇에 넣은 다음 와인을 가득 넣고 다음 날 어떤 현상이 벌어지는지 살펴보라. 포도주는 모든 음식을 부패시킬 뿐이다. 모든 알코올은 콩팥과 간에 심한 부담을 준다. 포도주를 너무 사랑해서 안 마시고는 배길 수 없다면, 차라리 빈속에 마시도록 한다. 조금만 마셔도 긴장이 풀어진다. 또한 어떤 음식도 부패시키지 않는다. 적당해야 한다. 되도록 적은 수의 돌멩이를 창에 던지는 것이 더 낫다는 사실을 기억하기 바란다.

Q | 그렇다면 비타민제나 영양제도 필요가 없다는 말인가요?

A | 절대적으로 그렇다. 영양제가 필요한지 아닌지에 대한 논란만으로 한 권의 책을 쓸 수가 있다. 우리 인류는 그런 영양제 없이 수백만 년을 살아서 진화해왔다. 우리 조상 중 어느 누구도 비타민제가 없어서 비타민 결핍증에 걸린 사람은 없었다. 이들 영양제 산업은 미국의 10대 산업 중 하나다. 영양제는 미국에서 매년 수십억 달러어치가 판매된다. '당신은 지금 상업자본주의의 책략에 놀아나고 있다'는 표현이 맞다. 그뿐만 아니라 아주 위험하다. 비타민제와 미네랄 영양제를 섭취함으로써 발생하는 건강의 위협에 대해, 영양학계와 의학계 안팎에 있는 전문가들은 상당한 우려를 표한다.

컬럼비아 대학의 '인간영양학연구소' 소장 마이론 위닉Myron Winick 박사는 오랫동안 완전히 무해한 것으로 여겨져왔던 비타민제 중에서 어떤 것은 심각한 문제를 일으킨다고 발표했다. 신경손상 및 위장장애뿐만 아니라 간에 치명적인 손상을 일으키는 비타민제도 있다고 발표했다. 나는 여기에서 그 비타민제 회사 하나를 비판하려는 것이 아니다. 우리 모두 왜곡된 시스템 속에서 살고 있다는 점을 말하고 싶다. 마치 엄청나게 넓은 지뢰밭을 아무런 사고도 없이 건너야 하는 세상에 살고 있다는 말이다.

실제로 우리가 필요로 하는 비타민과 미네랄의 양은 심하게 과장되어왔다. 1년 동안 우리 몸에 필요한 비타민의 양은 새끼손가락만큼도 못 된다. 비타민 하루 권장량을 1년 치로 환산해도 실제 새끼손가락 반도 안 된다. 충격적인 사실 아닌가? 그러나 사실이다. 우리 몸에 필요한 모든 비타민과 미네랄은 과일과 채소에 필요 이상으로 풍부하게 함유되어있다. 적은 양의 과일과 채소만으로도 얼마든지 그 필요량을 맞출 수 있다.

당신이 자연에서 가져온 것을 먹는 경우에 한해서, 특정 미네랄이 과잉이 되면 우리 몸은 그것을 스스로 조절해서 균형을 맞춘다. 또한 특정 미네랄이 부족하면 우리 몸이 그것을 조절해서 또다시 균형을 맞춘다. 어떤 제품도, 비록 그것이 100% 자연산이라고 과대 선전을 하고 있다 하더라도, 과일과 채소의 품질과 같을 수는 없다. 100% 자연산이라는 것은 자연에서 직접 나왔다는 것이다. 나는 개인적으로 비타민이나 미네랄 알약이 열리는 나무를 본 적이 없다.

사람이 만든 영양제는 절대로 사람의 몸을 위해 의도된 것이 아니다. 원소를 추출하고 분리시키는 과정에서 생명은 무자비하게 파괴된다. 비타민제는 몸에서 독성이 될 뿐이다. 우리 몸은 음식에 포함된 비타민과 미네랄만을 가장 효율적으로 사용한다. 일단 제거되고 분리되고 정제되면 비타민은 그 가치를 잃는다. 합성비타민들은 거의 가치가 없다. 실험실에서 밀알을 만들어낼 수 있는 시대에 우리는 살고 있다. 그러나 그것을 땅속에 묻으면 자라지 않는다. 4천 년 된 무덤에서 꺼낸 밀알을 심어서 싹이 난 경우는 있지만, 실험실에서 나온 것들은 불가능하다. 합성된 밀에는 우리가 간과하기 쉬운 성분이 빠져있다. 그것은 바로 생명력이다. 이와 마찬가지로, 인공으로 합성된 비타민과 미네랄에도 당연히 생명력이 빠져있다. 이것들은 아무 가치가 없다. 오히려 이것들은 몸에서는 유해한 노폐물이 될 뿐이다. 우리의 목표는 독성 노폐물을 더 생산하는 것이 아니다. 그것을 제거하는 것이다.

인간의 몸에는 소위 '최소의 법칙'이라는 것이 존재한다. 달리 말해서 일단 비타민과 미네랄의 양이 충족되면, 그 이상의 것들은 배출시키려 노력한다는 것이다. 주전자에 주스를 담아 잔에 채워보시라. 계속해서 붓는다면 주스는 넘칠 것이고 흘러버린 주스는 닦아내야 한다. 끈적끈적한 주스가 식탁을 더럽힐 뿐이다. 당신은 그것을 닦아내려고 한바탕 소동을 벌일 것이다. 몸에서도 마찬가지다. 필요 이상의 비타민과 미네랄이 들어오면 똑같은 일이 발생한다. 다시 말해서 초과된 것들은 몸에 해로운 쓰레기가 된다. 그것을 제거하기 위해 귀한 에너지만 소모될 뿐이다. 또한 그 과정에서 간과 콩팥에 무거운 부담을 지운다. 생명이 제거되고, 가공처리되고, 변성된 음식을 먹지 않으면 그만이다. 이 책에서 제시된 대로만 실천하면 절대 부족함이 없다. 건강은 알약이나 분말에 담겨있는 것이 아니다. 절대 돈으로 살 수 없음을 명심하시라. 그렇게 하면 에너지도 절약되고 건강도 개선되고 우리 지구의 환경도 깨끗해질 것이다.

Q | 소금은 몸에 좋은가요, 나쁜가요?

A | 이집트인들은 소금을 방부제로 사용했다. 이것은 시사하는 바가 매우 크다. 미국인들은 해마다 엄청난 양의 소금을 사용하고 있다. 소금은 애완용 동물의 음식에서부터 이유식에 이르기까지 어느 곳에든 들어있다. 이 소금들은 천연소금이 아니라 정제염, 즉 99.9% 염화나트륨NaCL이라는 것이 큰 문제다. 그것은 화학물질에 가깝다. 천연소금에 들어있는 각종 미네랄을 뜨거운 열로 제거한 정제식품이기 때문에 문제를 일으킨다. 자연 상태의 천연소금은 오히려 몸에 부족한 미네랄을 공급해서 몸을 활성화시킨다. 천연소금에는 각종 미네랄(나트륨, 칼륨, 마그네슘, 칼슘 등)이 함유되어있다. 그러나 정제염은 고혈압을 일으키는 원인이 된다. 정제염은 몸의 민감한 내부조직을 부식시키고 산성화시킨다. 그 산성을 중화시키기 위해 물을 마시게 된다. 이것이 체중을 증가시킨다. 정제염의 과도한 섭취는 콩팥에 염증을 일으켜 신장염이 될 수 있다.

여기에서 나는 왜 우리 인간만이 소금을 섭취하는 유일한 동물인지 해답을 찾아보겠다. 어떤 과학자들은 반드시 소금을 먹어야 한다고 말한다. 그런데 또 다른 과학자들은 소금을 가급적 피하라고 말한다. 당신은 혼란스러워졌다. 어찌 된 일인가? 나는 야생동물에서 답을 찾아야 한다고 주장한다. 모든 야생동물은 소금을 먹지 않는다고 당신은 생각할 것이다. 그러나 절대로 그렇지 않다.

나는 영국의 BBC 다큐프로그램을 아주 즐겨 시청하는데, 고지대의 원숭이들이 바위에 붙어있는 소금을 핥는 장면들이 자주 나온다. 그 바위는 수십수백만 년 전 바다 밑에 있었는데 지각변동으로 솟아올라 바위산이 되었다. 바위는 당연히 소금기를 가득 품고 있다. 건조한 고지대 원숭이들은 살아있는 과일과 채소를 마음껏 먹을 수가 없다. 그들의 몸은 항상 나트륨이나 칼슘과 같은 미네랄이 부족한 상태에 있기 때문에, 그 대체물인 염분에 목말라있다는 말이다. 사막의 낙타도 건조한 기후 탓에 항상 미네랄이 부족한 상태다. 그래서 사막의 대상들은 항상 소금을 가지고 다니는데, 낙타들은 소금을 주는 주인을 따르지 않을 수 없다. 대상들이 낙타를 가축화한 방법이다. 건조한 지역이나 고지대에 사는 동물들은 항상 미네랄에 굶주린 상태다.

공장식 대량농업으로 인해 채소에 미네랄이 부족한 것 또한 사실이다. 그래서 우리는 샐러드에 소금이나 염분이 함유된 각종 시즈닝 Seasoning 을 뿌려 먹는다. 그러나 완벽한 음식인 과일에 소금을 뿌려 먹는 경우는 거의 없다. 만일 어떤 야생동물(침팬지나 고릴라와 같은)이 밀림에 살면서 수분이 풍부한 야생 그대로의 열매나 나뭇잎이나 채소를 먹는다면, 그들의 몸은 완벽한 미네랄의 균형을 이루고 있기 때문에 소금을 먹을 필요가 전혀 없다. 천연소금은 미네랄의 대체물이라는 말이다.

공장식 축산업이 들어오기 전까지 추운 지방에서 인간이 키우는 소와 말들을 길들이는 가장 좋은 방법은 소금을 주는 일이었다. 겨울에는 마른 풀(소의 입장에서는 정제식품)만 먹어야 하므로 소와 말은 항상 미네랄이 부족한 상태이기 때문이다. '소금은 좋다, 소금은 나쁘다'를 탓할 것이 아니라는 말이다. 소금은 과일과 채소 등 살아있는 음식을 먹지 않는 인간이 궁여지책으로 생산해낸 일종의 대체물이라는 말이다.

앞에서 나는 '과일과 채소를 충분히 먹으면 물이 거의 필요 없다'고 말한 바가 있다. 헬렌 니어링 부부도 물을 거의 마시지 않고 100세까지 살았다고 했다. 당신이 수분이 풍부한 과일과 채소를 충분히 먹으면 물도 많이 마실 필요가 없고 소금도 거의 먹을 필요가 없다. 소금은 대체물로 족하다. 이것이 나의 결론이다.

소금이 문제가 아니라 정제염이 문제다. 해마다 많은 사람들이 콩팥의 기능상실로 사망하고 있다. 콩팥을 통해 배설되어야 하는 음료들 때문이다. 정제염이 들어있는 각종 공장음식과 커피, 차, 드링크류, 알코올 때문이다. 과로에 찌든 우리의 불쌍한 콩팥을 구하기 위해 우리가 할 수 있는 것은 무엇이든 해야 한다. 짠 것을 먹고 싶다면 천연소금을 사용하도록 한다. 입자가 거친 천연소금을 수동분말기에 넣어 갈아서 사용할 수도 있고 절구에 찧어서 사용할 수도 있다. 그러나 수분과 미네랄이 풍부한 과일과 채소를 충분히 먹는다면 소금도 거의 필요가 없다.

Q | 과일이 저혈당을 악화시킨다는 것이 사실인가요?

A | 저혈당 환자들이 늘어나고 있는 것은 사실이다. 증상이 너무 광범위해서 그런 증상을 경험하지 않은 사람은 한 명도 없다. 62가지 증상이 나타날 수 있다. 저혈당 상태가 되면 정서불안, 우울, 코막힘, 피로, 불안, 짜증 등이 발생한다. 여기에는 또한 방귀, 소화불량, 헛배, 그리고 식후 졸림도 포함되어있다. 이들 중 한 가지라도 경험해보지 않은 사람이 있을까? 거기에 수십 가지가 넘는 증상이 추가될 수 있다.

나는 이 책에서, 과일이 다른 어떤 음식보다 더 부당한 비난을 받아왔다고 주장해왔다. 당신에게는 이상하게 여겨질지 모르지만, 과일은 실제로 저혈당을 가장 효과적으로 치유할 수 있는 음식이다. 과일이 그 증상을 효과적으로 진정시킨다는 뜻이 아니다. 내 말은 그 원인을 제거하고 그 증상이 다시는 나타나지 않게 한다는 의미이다. 저혈당 증상을 진정시키는 가장 일반적인 수단은 매우 무거운, 고기와 계란과 같은 단백질 음식을 먹는 것이다. 그러나 이것은 임시처방으로 문제를 더 오랫동안 지속시키며 더 자주 음식을 먹도록 유도할 뿐이다. 저혈당을 없앨 수 있는 훨씬 더 합리적인 방법을 찾아보자.

저혈당(당뇨)이란 정확히 무엇인가? 음식의 제일 첫 번째 조건은 그것이 연료가치가 있어야 한다고 앞에서 지적했다. 우리 음식의 90% 정도는 삶의 기능을 수행하는 데 필요한 포도당을 공급해야 한다. 뇌는 단 한 가지 연료만을 사용하는데 그것은 포도당이다. 뇌는 포도당 이외에는 어떤 것도 사용하지 않는다. 지방이나 단백질도 사용하지 않는다. 뇌는 필요한 포도당을 혈액에서 가져온다. 뇌에 필요한 만큼의 충분한 포도당이 혈액에 없으면 경보가 울리게 된다. 이 경보가 바로 당뇨, 즉 저혈당 증상이다. 결론적으로 혈액에 포도당이 충분치 않은 것이 저혈당이다.

이 상황을 바로잡기 위해서 몸에 당을 주입하는 것이 일반적이다. 혈액에 당이 많아지면 저혈당이 되지 않는다. 그런데 여기에 문제가 있다. 온전한 포도당을 공급해야만 하는 것이다. 가공된 당은 어떤 형태든 상황을 악화시킬 뿐이다. 몸에 정말 필요한 당은 신선한 과일에 함유되어있다. 과일에 있는 진짜 과당(시중의 정제된 가짜 과당이 아닌)은 몸에서 다른 어떤 탄수화물보다 빨리 포도당으로 변한다.

다시 한 번 기억하자. 가장 중요한 것은 과일을 올바른 방법으로 먹어야 한다는 것이다. 이 말은 빈속에 먹는 것을 의미한다. 과일의 당은 원래 완전한 상태이므로 위장을 빠른 시간에 통과하고 한 시간 만에 혈액에 스며들 것이다. 오랫동안 병원에 들락거리며 저혈당으로 고통을 받아온 많은 사람들에게는 이 말이 너무 단순하게 보일지도 모른다. 그러나 나는 실제로, 오랫동안 저혈당으로 고생한 수많은 사람들을 직접 치료하였다. 나는 의사가 아니기 때문에 치료했다는 말은 맞지 않을지도 모른다. 나는 그들의 저혈당 증상을 완전히 없앴다. 내가 아니라 그들 스스로, '다이어트 불변의 법칙'을 통해서 마침내 완전히 없앴던 것이다.

Q | '다이어트 불변의 법칙'은 임신 중인 여성에게도 괜찮은가요?

A | 당연히 그렇다. 건강한 아이를 출산하려면 가능하면 최소한 임신하기 6개월 전부터 준비를 시작해야 한다. 임신기간 동안 산모의 식사는 매우 중요하다. 서두르지 말고 천천히 식사의 질을 높이도록 하기 바란다. 어떤 변화든 그것이 긍정적인 것이라면 산모와 아이의 상태를 호전시킬 수 있다. 물론 출산도 훨씬 쉬워질 것이다.

'다이어트 불변의 법칙'에 따른 식사는 임신기간 동안 산모와 아이 모두에게 필요한 영양분을 모두 충족시켜준다. 신선한 과일을 매일 섭취하기 때문에 포도당이 충분하다. 매일 먹는 샐러드에서도 풍부한 포도당을 섭취할 수 있다. 그리고 샐러드는 성장과 발육에 필요한 미네랄과 비타민을 산모와 아기에게 동시에 제공한다. 생과일과 채소, 그리고 생견과류를 주요 메뉴로 해서 식사하기 바란다. 이들은 산모와 아이에게 필요한 아미노산, 미네랄, 지방산, 비타민을 모두 공급해줄 것이다. 또한 음식배합의 원리를 항상 염두에 두고 먹기 바란다. 그렇게 식사를 하면 에너지의 낭비를 최소한으로 줄이고 최대한의 영양분을 흡수할 수 있을 것이다. 임신기간은 에너지가 넘치고 즐거워야 아이에게 좋다. 부적절한 식사는 이 즐거운 시간을 고통으로 바꿀 수 있다.

아기의 치아와 뼈의 발육에 필요한 칼슘을 얻기 위해 저온살균 우유를 먹으라는 권고를 받는 경우가 종종 있다. 대부분의 성인에게는 우유에서 칼슘을 흡수하는 데 필요한 소화효소인 락타아제(유당 분해효소)와 레닌(단백질 분해효소)이 없다. 더욱이 저온으로 살균하게 되면 열의 교란 때문에 우유 속 칼슘이 쓸모없어지게 된다. 임신한 여성들은 우유를 먹지 않고도 얼마든지 칼슘을 섭취할 수 있다. 신선한 과일, 콩, 양배추, 배추, 상추, 견과류, 깨 등에서 언제든지 칼슘을 얻을 수 있다는 사실을 기억해야 한다. 섭취된 칼슘의 신진대사를 위해서는 적당한 햇빛을 받는 것도 중요하다.

우유는 태아에게 많은 영양분을 공급한다고 말하는 사람이 있다. 소가 웃을 일이다. 임신 중의 암소들이 당나귀의 젖을 먹어 배 속의 송아지에게 더 많은 영양분을 공급할 수 있을까? 그들은 풀을 먹는다. 우리도 다른 모든 포유동물과 마찬가지로 임신을 하면 자동적으로 젖을 만들어낸다. 많은 양의 신선한 과일과 신선한 채소를 먹으면 젖의 양도 많아지고 영양도 풍부하게 된다.

음식에 얼마나 많은 칼슘이 함유되어있느냐가 중요한 게 아니다. 실제로 흡수할 수 있는 칼슘이 얼마냐가 중요하다. 임신기간에 칼슘 영양제를 복용한다 해도 소용없다. 오히려 종종 태반에 유해한 칼슘이 쌓이게 하기도 한다. 이들 영양제들은(상표에 유기질이라는 표시가 있든 없든) 모두 무기질 칼슘인데, 인간은 그것을 몸에서 흡수할 수 없다.

우리는 다른 철학, 즉 진실된 철학을 가지고 있다. 이 철학에서는 자연 이외의 다른 곳에서 비타민과 미네랄을 얻는 것에 철저히 반대

한다. 자연이라는 것은 밭과 과수원을 의미하지 공장에서 만든 화학
물질을 의미하지 않는다.

모든 비타민제과 미네랄 영양제들은 그것들이 분자로 나누어졌기
때문에 몸에서는 단지 유해한 노폐물로 처리된다는 사실을 강조하
고 싶다. 일반적인 의사들도 최근 들어 이 점을 인정하기 시작했다.
비키 후프나젤Vicki G. Hufnagel 박사는 캘리포니아주 유제품위원회에
서 후원하는 제14회 영양학 연차총회의 연설에서 다음과 같이 말했
다. "우리는 그것들이 태아에 해를 끼칠 수 있다는 사실을 알게 되었
다. 비타민제도 약물이다." 후프나젤 박사는 산부인과 의사다. 앞에
서 언급했던 마이론 위닉 박사는 "어떤 사람들은 비타민제를 사탕처
럼 취급한다. 그러나 그렇지 않다. 그것들은 약물에 가깝다. 어떤 영
양제도 안전하지 않으며 다만 좀 더 안전한 약물만 있을 뿐이라는 사
실을 우리 모두는 알고 있다."

칼슘 부족은 칼슘을 충분히 섭취하지 못해서 생길 뿐 아니라, 소화
를 힘들게 하는 과식 때문에 생기고, 음식을 아무거나 섞어서 먹는
습관의 결과로 생긴다는 점을 다시 한 번 강조한다. 임신했다고 해서
많이 먹어야 한다는 것은 아니다. 많이 먹어서 임신 전보다 10kg 이
상 체중이 증가하면 비만의 아이를 낳을 수 있고 출산에서 발생하는
각종 위험도 증가된다. 내 아내는 막내를 출산할 때 6.35kg밖에 체중
이 늘지 않았고 아기와 아내 모두 아주 건강했다. 출산 1시간 후에 아
내가 벌떡 일어나서 아이의 목욕까지 시켰을 정도다. 그 이야기는 나

의 다른 책 〈자연치유 불변의 법칙〉에 자세히 나와있다. 특히 임신한 여성은 가공처리되고 불량한 음식을 먹으면 쉽게 과식하게 된다. 정제된 영양분만 들어왔으니 다른 영양분이 더 필요하다는 태아의 신호에 따라 과식을 하게 되는 것이다. 우리가 주장하는 법칙을 따르기만 하면 엄마와 아기 모두에게 영양이 풍부한 음식을 제공할 수 있다. 또한 산후 체중감소에도 엄청난 결과를 보게 될 것이다.

산모는 평상시보다 더 민감하다. 산모의 태반은 불순물을 걸러내는 데 한계가 있다. 산모는 절대로 약물, 알코올, 담배, 카페인, 정제염, 화학식초, 방부제가 들어있는 음식을 먹어서는 안 된다. 임신 전에 이런 것에 찌들어있다면 반드시 '다이어트 불변의 법칙'을 따르기 바란다. 그래야만 독소가 제거되고 건강한 아이를 출산할 수 있다. 천연소금을 제외하고는 다른 어떤 것도 음식에 넣지 말 것을 부탁한다.

우리는 미래의 아이들을 위해 좀 더 솔직해져야 한다. 임신한 많은 여성들은 여전히 약을 복용하라는 권고를 받고 있지만 임신기간 중에는 처방약이든 일반약이든 먹어서 안전한 약은 없다. 아스피린에서 진통제와 신경안정제에 이르기까지 모든 약은 아기의 기형과 정신지체의 위험성을 안고 있다. 임신기간 중의 알코올 섭취는 종종 정신지체나 얼굴기형을 가진 아기를 출산할 가능성이 있는 '태아 알코올증후군'을 유발할 수 있다. 커피, 차, 청량음료, 초콜릿과 많은 약에 함유된 카페인 또한 선천성 기형과 연결되어있다. 흡연은 태아에게 산소공급을 차단하여 조산, 저체중아, 정신지체아를 낳게 할 수 있다.

'다이어트 불변의 법칙'은 당연히 어떤 유해물질도 지지하지 않는다. 산모가 섭취한 그런 것들이 태아에게 어떤 영향을 미치는지 우리는 알고 있다. 좀 더 솔직해졌으면 좋겠다. 미국인 신생아 중 10% 이상에서 심각한 장애가 나타나고 있다. 더 많은 화학제와 독소가 우리의 환경과 식사에 파고들고 있기 때문에 매년 그 숫자는 늘어나고 있다.

임신기간은 다른 어떤 때보다도 몸에 특별히 더 신경 써야 하는 시기다. 건강한 임신에 본질적인 요소들인 올바른 음식, 신선한 공기, 햇빛을 충분히 얻기 바란다. 모두 자연에서 온 것들이다.

단기간의 실천법
(모노 다이어트)

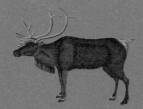

그가 생쥐에게 한 것은 오직 '1주일에 이틀을 굶긴 것'뿐이었다.
그 외에는 아무것도 한 일이 없었다.
1주일에 이틀 동안 소화기관에 휴식을 준 결과
생쥐들은 모두 2배를 더 살았고 거의 병에 걸리지 않은 것이다.
이것은 충격적이다 못해 감격적이다.

모노 다이어트란
무엇인가?

몸의 독소를 제거하는 가장 좋은 방법은 특정 기간 동안 살아있는 음식(과일과 채소)만 먹는 것이다. 우리는 이것을 모노 다이어트라 부른다. 모노(Mono)는 '하나'를 의미하는 그리스어의 접두사이다. 그러니까 불로 익히지 않고 살아있는 음식만 먹는 다이어트라는 말이다. 모노 다이어트를 아주 현명하게만 실천하면 세상의 다른 어떤 방법보다 몸속의 독소를 가장 빠른 시간 내에 배출할 수 있고 당연히 살이 빠진다.

나의 경우에도 의심할 여지 없이 모노 다이어트가 건강을 유지시켜주는 최고의 방법이었다. 나는 30년이 넘게 이 방법을 실천해왔는데 전혀 힘들지도 않고 즐거운 마음으로 그 효과를 경험할 수 있었다. 특정 기간 동안 과일과 채소만 먹는 모노 다이어트는 아주 단순하다. 또한 누구든지 즉각적인 효과를 볼 수 있기 때문에, 장기간 실천하면 엄청난 효과를 볼 수 있다. 당연히 살이 빠지고 질병을 예방하고 치유할 수 있다.

정기적으로 모노 다이어트를 한다는 것은 무엇일까? 이것은 하루에서부터 몇 주에 이르기까지 일정 기간을 정해놓고 신선한 과일과 채소 또는 주스(식이섬유가 살아있는 통과일주스)만을 먹는 것이다. 반드시 요리하지 않은 신선한 것으로만 먹어야 한다. 모노 다이어트의 이론을 설명하기 전에, 모노 다이어트의 놀랄 만한 효과를 설명하기 전에 몇 가지 보기를 들어보겠다.

1. 하루~3일 동안 오직 신선한 과일과 채소로 만든 주스만 먹는 것
2. 3일~5일 동안 오직 신선한 과일과 채소로 만든 주스, 그리고 신선한 과일과 채소를 통째로 먹는 것
3. 하루~1주일 또는 10일 동안 오직 신선한 과일과 채소로 만든 주스, 그리고 신선한 과일과 채소와 샐러드만 먹는 것

그러니까 정기적으로 모노 다이어트를 한다는 것은 당신이 원하는 일정 기간 동안 살아있는(불로 요리하지 않은) 음식과 주스를 원하는 스타일로 마음껏 먹는 것이다. 당신이 모노 다이어트를 오래 하면 할수록, 즉 당신이 자연 상태의 살아있는 음식을 오래 먹으면 먹을수록, 몸속의 독성물질을 완벽하게 제거하여 단기간에 체중을 줄일 수 있다.

모노 다이어트는
몸 청소법이다

　모노 다이어트의 목적은 2가지다. 첫 번째 목적은 가능한 한 적은 에너지만을 소화에 쓰게 하기 위해서다. 그럼으로써 여분의 에너지를 독소를 청소하는 데 쓰고 결과적으로 체중을 줄이기 위해서다. 두 번째 목적은 음식으로부터 최대한의 영양분을 섭취하기 위해서다. 자연 그대로의 음식은 불로 가열해서 요리한 음식에 비해 2가지 더 장점이 많다. 자연 상태의 음식은 아주 순수한 상태이기 때문에 소화하는 데 에너지가 가장 적게 들고 가장 많은 영양분을 얻을 수 있다. 음식을 불로 가열해서 요리하게 되면 많은 영양분이 제거되고 부자연스러운 상태로 변한다. 이것은 꼭 명심해야 한다. 모든 동물 중에서 음식을 불로 가열해서 요리하는 동물은 오직 호모 사피엔스뿐이다. 오직 인간만이 뒤뚱뒤뚱 살이 찌고 퇴행성 질병을 대대손손 물려

준다. 동물 중에서 가장 영리하고 사려 깊은 인간만이 요리를 허락했고 그로 인해 질병도 허락했다는 말이다.

그러나 모노 다이어트를 하면 안 되는 사람도 있다. 현재 질병이 심하게 진행 중인 사람이다. 설사 모노 다이어트로 인해 효과를 보아온 사람이더라도 이렇게 급성인 경우에는 제한해야 한다. 모노 다이어트를 통해 최대의 효과를 얻기 위해서는 다이어트와 건강회복이라는 인식을 가지고 생활의 일부분이 될 정도로 정기적으로 해야 한다는 것이다. 모노 다이어트의 기간을 늘리는 것은 당신 마음대로다. 기본규칙만 지킨다면 횟수나 방법도 상관없고 특별히 처방된 식이요법도 있을 수 없다. 1주일 내내 주스만 마셔도 되고 과일만 먹어도 상관없다. 1주일에 하루씩만 그렇게 해도 된다. 한 달에 딱 3일씩 연속으로 과일과 채소만 먹어도 된다.

작가이자 유명한 강연자인 가브리엘 쿠센스Gabriel Cousens 박사는 '1주일에 딱 하루만 주스를 먹는 모노 다이어트를 6개월 동안 실천하면 반드시 큰 효과를 본다'고 말하기도 했다. 어떤 의사는 다음과 같은 치료효과를 발표하기도 했다. "모노 다이어트는 허약해진 소화시스템에 짧은 기간 동안 휴식을 줍니다. 저는 알레르기 증상이 있는 많은 사람들에게 이 방법을 시도해서 엄청난 효과를 보았습니다. 그들은 모노 다이어트 기간 동안 알레르기 증상을 보이지 않았습니다. 알레르기를 일으키는 독소를 청소하는 효과가 뚜렷해지면서 면역체계에 활력을 주고 살이 저절로 빠집니다."

그 효과는 너무도 뚜렷하므로 당장 실천해도 좋다. 달력에 표시해 놓으면 더 효과를 볼 수 있다. 1주일에 하루, 3일, 5일, 날짜를 표시해 놓으면 실천하기 편하다. 어느 날 아침에 일어났는데 몸이 찌뿌둥하다면 바로 그날을 D데이로 삼아도 좋다. 모노 다이어트의 기간은 매우 유연해야 한다. 그러나 당신이 그 기간을 일단 정하게 되면 매우 엄격하게 실천할수록 효과는 배가된다.

그러나 이 한 가지는 확실히 해두고 싶다. 사람들은 새로운 다이어트를 할 때마다 과거의 잘못된 식습관에 대해 처벌을 받는 심정으로 하는 경향이 있다. 나는 당신이 이런 사고방식을 바꾸고 새로운 사고방식으로 무장하기를 바란다. 모노 다이어트는 새로운 생활습관으로 전환하는 행위이기 때문이다. 활력이 넘치는 삶으로 바꾸어주는 정기적인 활력제로 생각하라는 말이다. 한 달에 한 번씩 멀리 있던 애인을 만난다면 당신은 얼마나 행복하겠는가? 그 애인을 1주일에 한 번 만나면 더 즐겁지 않겠는가 말이다.

음식습관을 바꾸어주는 모노 다이어트는 형벌이 아니라 해방이다. 체중감소라는 장기적인 선물과 함께 모노 다이어트가 주는 또 하나의 가장 큰 선물은 '활력 넘치는 에너지'다. 당신은 짧은 시간 내에 그 에너지를 체험할 수 있다. 그런 활력은 당신의 인생 전반에 걸쳐 넘쳐흐를 것이다. 당신은 이것을 체험하기만 하면 절대 포기하지 않을 것이다. 당신은 첫사랑과 함께했던 해변에서의 3일을 잊지 못할 것이다. 그런 것처럼 당신이 만일 일 년에 딱 3일만 실천했더라도 그 3

일 동안의 쾌적했던 몸상태를 마음속에서 잊지 못할 것이다. 당신은 '첫사랑과의 3일'처럼 언젠가 또 해보고 싶다는 기대감을 갖게 될 것이다. 모노 다이어트는 형벌이 아니라 기쁨이다.

이미 비만인 상태에서 살을 빼는 것도 중요하지만, 더 좋은 것은 평소에 '다이어트 불변의 법칙'을 생활화하여 아예 살이 찌지 않게 하는 것이다. 모노 다이어트는 사전예방의 주춧돌과 같다. 활력이 넘치는 건강은 저절로 따라온다. 내가 건강 컨설턴트라는 직업을 가지고 수십 년째 이 분야에 종사하는 동안, 모노 다이어트는 나의 귀중한 자산이 되었다. 내가 절망적인 상태에서 처음 이것을 실천했을 때, 나는 내 컨디션이 어떻게 변했는지 그 순간을 똑똑하게 기억하고 있다. 하루하루 지날수록 내 건강은 뚜렷하게 달라졌다. 나는 10일 이상 모노 다이어트의 기간을 늘렸다. 시간이 지나면서 살이 빠지고 몸이 날아갈 듯 가벼워졌다. 나는 이것이야말로 내 건강을 되찾는 유일한 방법이라고 확신하게 되었다. 오늘날까지 이 방법은 내 건강을 지켜주는 가장 중요한 방법으로 나의 날씬한 몸과 꼿꼿한 허리를 지켜주고 있다.

모노 다이어트에 숨겨진 이론은 아주 단순하다. 당신도 아시다시피 이 책은 '몸속의 쓰레기와 독소를 청소해서 날씬한 몸매와 생생한 에너지를 되찾게 하기 위해서' 써졌다. 몸을 청소하면 살이 빠지고 에너지가 넘친다. 모노 다이어트가 그것을 실현시켜줄 것이다. 몸은 산속의 샘물처럼 깨끗해질 것이고 에너지는 폭포수처럼 넘칠 것이다. 진실은 그것이다. 에너지가 모든 것이다. 그것이 없다면 모든 것이 불가능하고 아무 일도 일어나지 않는다. 자동차에 연료만 있으면 어디든 갈 수 있지 않은가? 우리 몸도 에너지가 없으면 아무 일도 할 수 없다.

소화시스템을
자유롭게 풀어주어라

소화에 대해서 말하지 않고 에너지에 대해서 말하는 것은 어불성설이다. 소화시스템이 하는 일은 어마어마하다. 음식을 먹고, 소화를 시켜서, 영양분을 뽑아내고, 그 영양분을 세포에 보내고, 독소와 쓰레기를 배출시킨다. 또한 위장과 소장과 대장, 췌장, 간, 신장 등의 상호작용을 통해서 필요한 성분을 혈관, 근육, 뼈 등에 보내는 역할도 한다. 우리가 전혀 모르는 사이에 소화기관에서는 엄청난 양의 에너지가 소비된다는 점을 알아야 한다.

소화에 필요한 에너지보다 더 에너지를 필요로 하는 것은 거의 없다. 뷔페에 가서 이 음식 저 음식을 우걱우걱 배 속에 집어넣어보시라. 산에 오르고 싶어지는가, 소파에 오르고 싶어지는가? 독소를 청소한 후 몸에 차고 넘치는 에너지를 경험한다면, 소화에 얼마나 많은 에너지가 필요한지 온몸으로 느끼게 될 것이다.

당신은 복통을 경험해본 적이 있는가? 위산이 과다하게 나온다거나 위산이 역류했던 경험은 있는가? 속쓰림이나 가스가 찬 느낌을 받으신 적은 있는가? 식사 후에 배가 터질 듯이 부풀어 오르는 느낌은? 이러한 모든 문제점은 위장에서 음식들이 효율적으로 소화되지 못해서 생기는 현상들이다. 여러 색깔의 실들이 서로 엉켰을 때 풀어내기 힘든 것과 똑같다. 이 많은 종류의 음식들은 소화가 끝날 때까지 배 속에서 더 오래 머물러야 하므로 부패하기 시작한다. 그래서 위와 같은 불쾌한 현상들이 생겨나는 것이다.

세계에서 가장 많이 팔리는 소화제는 타가메트Tagamet와 잔탁Zantac이다. 둘 모두 위장병에 사용된다. 당신은 왜 미국인들이 매년 수십수백억 달러를 소화제 구입에 쓰는지 알고 있는가? 음식을 소화하는 과정이 너무 길고 복잡해졌기 때문이다. 단백질과 탄수화물을 너무 많이 한꺼번에 위장 속에 털어 넣었기 때문이다.

수없이 많은 사람들이 복통과 소화불량 등으로 나를 찾아왔다. 그들은 모두 오랫동안 많은 양의 단백질과 탄수화물을 함께 먹어온 사람들이었다는 공통점이 있었다. 그들에게 지금 그런 고통은 사라졌다. 물론 소화제도 필요가 없어졌다. 소화시간을 줄이고 소화과정을 간결하게 만드는 음식을 먹어야 한다. 섞어 먹지 않으면 고통은 저절로 사라질 것이다.

소화기관이 일을 덜 함으로써, 모노 다이어트는 더욱 강력한 힘을 발휘하여 질병을 예방하고 치료할 수 있게 된다. 나는 이 이론이 조금 도발적으로 들릴 수 있다는 것을 잘 알고 있다. 사실 사람들은 즉각적인 증거를 요구하는 경향이 있다. 너무나 많은 정보들이 서로 다른 주장을 하며 TV와 인터넷을 통해 쏟아지고 있기 때문이다. 이 책을 읽고 있는 당신도 혼란스러울 수 있다. 가장 중요한 것은 당신이 직접 실천해보는 것이다. 여기에 그것을 실천해본 과학적인 증거들을 소개해보겠다.

로이 월포드Dr. Roy Walford 박사는 의사로서 UCLA의 교수이자 노인학 분야에서 세계 정상급의 저명한 학자다. 면역학 및 노화작용을 연구하는 UCLA 연구소를 책임지고 있을 뿐 아니라, 미국립과학원과 백악관의 '노화작용위원회'의 회원을 역임하기도 했다. 면역학과 노화작용에 대해 그가 저술한 5권의 책은 그를 이 분야 세계 최고의 거장으로 만들었다.

월포드 박사는 노화작용에 관련된 장기간의 실험을 수없이 수행했다. 그는 실험의 결과들을 확인하면서, 본인도 인간이 살 수 있는 최장기간인 120살까지 생생하게 살 수 있다고 확신했다. 물론 내가 강조하는 모노 다이어트와 똑같은 이름의 실험은 아니었다. 그의 주제는 소화기관이 일을 덜 하게 될 경우 미치는 장기적인 영향, 즉 노화 및 장수에 대한 연구였다. 월포드 박사의 연구결과는 나의 주장을 100% 입증하는 셈이 된다. 즉 소화기관이 일을 덜 하면 할수록 사람의 몸은 질병에 강해지며, 결과적으로 건강하게 장수한다는 연구결과 말이다.

월포드 박사는 생쥐실험을 실시했다. 생쥐는 보통 수명이 2년인데 월포드 박사의 실험에 동원된 생쥐들은 모두 2배나 더 살았다. 만일 인간에게 그대로 적용한다면 150살 넘게 살 수 있다는 말이 된다. 생쥐들은 모두 2배나 오래 장수했을 뿐만 아니라 살아있는 동안 심장병이나 암에 거의 걸리지 않았다. 이런 질병에 걸린 쥐가 몇 마리 있었지만 대부분 2배를 더 살고 죽기 얼마 전에 일어난 현상이었다. 그러면 도대체 그가 어떤 실험을 했기에 이런 일이 생겨난 것일까? 그가 생쥐에게 한 것은 오직 '1주일에 이틀을 굶긴 것'뿐이었다. 그 외에는 아무것도 한 일이 없었다. 약물도 없었고 주사도 주지 않았고 마술을 부린 일도 없었다. 1주일에 이틀 동안 소화기관에 휴식을 준 결과 생쥐들은 모두 2배나 더 오래 살았고 거의 병에 걸리지 않은 것이다. 이것은 충격적이다 못해 감격적이다. 당신은 그렇게 생각하지 않는가? 월포드 박사는 현재 80대인데 1주일에 이틀을 단식하며 건강한 채로 질병 없이 살고 있다.

월포드 박사의 실험은 자연위생학 지지자들의 주장과 완벽하게 일치한다. 음식을 먹고 그것을 소화하고 거기서 파생된 독소를 배출하는 것이, 다른 모든 신체행위보다 더 많은 에너지를 소비한다는 사실 말이다. 독소를 배출할 에너지가 많을수록 더 건강하다는 것을 아는 것이 핵심이다. 바로 '정기적인 모노 다이어트'의 핵심과 일치한다.

자연현상을 보면 확연하게 알 수 있다. 치료에 쓰이는 에너지를 확보하기 위해서 소화기관이 쉬려고 노력하는 것은 일반적인 자연현상이다. 농장에서 일하는 사람이나, 동물들과 시간을 많이 보내본 사람들은 이런 현상을 쉽게 눈치챌 수 있다. 넘어져서 다리를 절룩이는 말에게 '자, 밥 먹을 시간이다'라고 해봐야 소용없다. 먹으려 들지 않기 때문이다. 소나 말이나 양이나 돼지를 키우는 사람들도 동물이 아플 때 거의 먹지 않는다는 사실을 잘 안다. 동물들은 본능적으로 몸이 아플 때 음식을 적게 섭취함으로써 에너지를 몸의 치료에 쓰려고 한다. 고양이나 개를 키우는 사람들도 마찬가지다. 고양이나 개도 몸이 아프거나 상처를 입었을 때 음식을 거들떠보지 않는다. 몸이 아픈 애완동물들에게 아무리 음식을 먹이려고 해봤자 소용이 없다. 동물들은 아픈 몸이 다 나을 때까지 휴식을 취할 뿐이다. 동물들도 자연현상을 이해하고 실천하고 있다. 이 책을 읽고 있는 당신은 어떠신가.

비슷한 일은 아이들에게서도 일어난다. 아이들은 아플 때 식욕이 줄어 먹으려 하지 않는다. 바로 이때 부모들은 '엄마를 위해서라도 좀 먹어라!'라든가 '의사 선생님이 그러는데 안 먹으면 더 아프대!'라고 말한다. 그런데 어른 자신도 몸이 아프면 식욕이 떨어진다는 사실을 잘 알고 있고 실제로 먹으려 하지 않는다. 본능적으로 음식을 거부하게 되어있다. 몸이 아플 때 맨 먼저 찾아오는 증상은 식욕부진이다. 식욕부진은 소화에 필요한 에너지를 치료를 위한 에너지로 바꾸기 위해서 생기는 자연현상이다. 모노 다이어트는 몸상태가 안 좋을 때 빠른 회복을 위한 일시적인 선택일 수도 있지만, 이것을 생활습관으로 정착시키기만 하면 평생 유효한 다이어트 방법이자 질병치료법이 될 수 있다.

모노 다이어트 스케줄

    나는 당신이 모노 다이어트를 긴급한 상황(곧 있을 결혼식에 웨딩드레스를 입어야 하는 등)에만 사용하기를 원하지 않는다. 권투선수가 계체량을 통과하기 위해서 살을 빼듯 하기를 원하지 않는다. 이 방법은 평생의 생활습관이 되어야 한다. 마치 아침에 일어나 출근을 하고 저녁에 퇴근하며 주말에 쉬듯이 규칙적인 습관이 되어야 한다는 말이다. 당신은 매주 일요일 대청소를 정기적으로 하고 있을 것이다. 당신은 6개월이나 1년마다 엔진오일을 바꾸어줄 것이다. 그렇다면 당신의 몸 내부를 정기적으로 청소하는 것 또한 당연한 일 아닌가? 몸을 청소하는 것이 집안청소나 엔진오일 교환보다 덜 중요하다는 것이 말이 되는가? 몸이 깨끗해서 날씬하고 쌩쌩하다면 집안청소나 엔진오일 교환을 좀 미룬다고 무엇이 그리 대수란 말인가?

자, 그럼 어떤 방식의 모노 다이어트를 골라야 할까? 언제 어떤 방법으로 실천을 할지 결정하는 것은 쉽지 않다. 어느 기간 동안 어떤 방법으로 해야 할지 모른다면 3일 이상 연속으로 실천해서 그 효과를 직접 몸으로 느껴보는 것이 가장 좋은 방법이다. 그러나 딱 하루만 해보는 것도 좋다. 별로 힘들지 않다면 며칠 더 연장해볼 수도 있기 때문이다. 그런 식으로 몇 번 해보면 생활습관으로 어떻게 정착시킬 수 있는지 아이디어가 떠오를 수 있다. 그렇게 해서 정착시키기만 하면 좀 더 유연하게 변형할 수도 있다.

가령 매주 일요일 과일만 먹기로 했는데 하필 그날 파티에 참석해야 한다면, 실행 날짜를 토요일로 당기거나 월요일로 미룰 수도 있기 때문이다. 그러나 좀 즉흥적인 사람이라면 아침에 일어나자마자 '오늘부터 3일 동안 과일과 주스만 먹기로 결심했어!'라고 해도 좋다. 매일 뷔페에 나가서 썩으면 냄새나는 고기를 우걱우걱 쑤셔 넣는 것보다 훨씬 아름다운 일이다. 그것은 마치 매일 저녁 클럽에 나가 먼지 속에서 정신없는 하드락 음악만 듣다가, 술이 깬 일요일 아침 맑은 정신으로 클래식 FM을 듣는 것과 같은 것이다.

여기에서 소개하는 3가지 모노 다이어트(1. 하루 종일 주스만 먹기, 2. 3일 동안 주스와 과일과 과일 스무디만 먹기, 3. 1주일 동안 살아있는 음식만 먹기)는 명령이나 법칙이 아니라 하나의 보기에 불과하다. 하나씩 직접 실천해보고 좋아하는 것과 그렇지 않은 것을 구별해서 선택하면 된다. 여기에서 가장 중요한 것은 '불로 요리하지 않은 산 음식'만을 선택하는 것이다.

(1) 하루 종일 주스만 먹기

하루 종일 배고플 때마다 과일과 채소로 만든 주스만 먹는 실천법이다. 나의 경우 아침에는 과일주스를 마시고, 다음엔 야채주스를 마시고, 저녁엔 과일주스를 먹는 방법이 가장 좋았다. 그러나 상황에 맞게 당신이 섞어서 선택해도 상관없다. 하루 종일 과일주스만 마셔도 좋고, 하루 종일 야채주스만 마셔도 좋고, 아침 점심 저녁 골라 가며 마셔도 좋다. 언제 어떻게 먹든 하루 종일 주스만 마신다면 상관없다. 한 번에 300~400ml를 2시간 간격으로 마시면 가장 좋다. 그러나 이것도 가이드라인일 뿐이다. 그때그때 상황에 따라 얼마든지 조절할 수 있다.

하루 24시간 동안 오직 주스만 먹는다는 것이 중요하다. 과일과 채소를 사용해서 만드는 주스를 소개한 책도 수없이 많다. 모두 재미있는 방식으로 만들 수 있고 맛도 좋다. 나는 사과와 딸기를 섞어서 만든 주스를 가장 좋아한다. 한번 만들어보시라. 그 맛에 당신도 놀랄 것이다. 나는 이미 많은 사람들에게 이 주스를 추천했고 많은 찬사를 받은 바 있다.

당신은 이렇게 질문할 수도 있다. "과일에다 다른 것을 섞는 것은 나쁘지 않나요?" 맞는 말이다. 그러나 모든 법칙에는 예외가 있기 마련이다. 과일은 수분을 많이 함유한 음식이기 때문에 지방이나 단백질이나 탄수화물과 섞어 먹는 것은 나쁘다. 그러나 채소는 과일과 함께 섭취해도 전혀 문제가 없다. 야채주스는 성분이 좀 센 편이므로 과일과 섞을 때는 과일과 채소를 3 대 1로 섞으면 가장 좋다.

생과일〉과일주스〉과일즙 순서로 다이어트의 가치가 있다. 덜 가공할수록 다이어트의 효과가 올라간다. 과일주스를 과일즙으로 대체하는 것은 그리 추천하지 않는다. 즙으로 짜내면 섬유질이 찌꺼기로 버려지는데, 그렇게 되면 또 다른 노폐물 청소부인 섬유질을 사용하지 못하기 때문이다.

(2) 3일 동안 주스와 과일과 과일 스무디만 먹기

이 방법은 '하루 종일 주스만 먹기'에 과일과 과일 스무디를 추가하는 실천법이다. 어떤 과일이든 반대하지 않는다. 자연 상태로 건조해서 이산화황이 함유되지 않았다면 건포도나 대추같이 말린 과일도 상관없다. 말린 과일은 영양분이 지나치게 농축되어있으므로 조금만 먹는다면 큰 문제가 없다.

스무디는 만들기가 아주 쉽다. 사과주스나 오렌지주스에 얼린 바나나 또는 얼린 과일을 집어넣으면 맛있는 스무디가 된다. 블루베리, 딸기, 복숭아, 바나나 등 얼린 과일을 주스에 넣기만 하면 된다. 과일을 어떻게 선택하느냐에 따라서 수백수천 가지 스무디를 기호에 맞게 즐길 수 있다.(바나나를 얼릴 때는 껍질을 벗기고 플라스틱 그릇에 넣어서 냉동실에 보관할 것)

(3) 1주일 동안 살아있는 음식만 먹기

1주일 내내 자연 그대로의 살아있는 음식(과일, 채소, 주스, 샐러드)만 먹는 실천법이다. 절대 불을 사용해 요리한 음식은 안 된다. 과일이나 채소를 원하는 만큼 먹어도 좋고 아주 약간의 올리브오일을 드레싱으로 넣은 샐러드, 레몬주스, 각종 허브를 시간과 양에 관계없이 먹어도 좋다. 다른 종류의 드레싱에 약간의 화학적 성분이 들어갔다해도 그 정도는 관계없다. 맛이 있어야 계속할 수 있기 때문이다. 지나치게 엄격하면 중도에 포기하기 쉽기 때문이다. 샐러드를 먹은 후, 3시간 동안은 과일주스나 야채주스를 먹지 말 것을 권할 뿐이다.

위 3가지 모노 다이어트는 하나의 보기에 불과할 뿐이다. 재료의 종류도 상관없고 실천하는 기간도 당신에게 달려있다. (1)번을 실천해본 후에 며칠 지나서 (2)번을 실천해보고 며칠 후에 (3)번을 실천해보면 된다. (1)번, (2)번, (3)번을 하루씩만 실천해도 관계없다. 과일, 채소, 혹은 주스를 계속해서 먹는 것이 중요하다. 모두 불로 요리하지 않은 것이라야 한다.

모노 다이어트를 위한
15가지 조언

조언 1

모노 다이어트를 통해서 가장 좋은 효과를 내기 위해서는, 마시는 주스가 반드시 신선해야 한다. 열로 살균되어서도 안 되고, 캔이나 병에 들어있는 주스도 안 된다. 정제된 주스는 절대 안 된다. 마트에서 파는 주스를 마시는 것은 모노 다이어트의 정신과 목적에 위배된다. 요즘 주서기는 어디서든지 저렴한 가격으로 구입할 수 있다. 효율적인 관점에서 생각해보면 주서기의 가격은 그리 비싼 편이 아니다. 모든 집 거실에 TV가 놓여있듯이 주서기도 그렇게 놓여있을 필요가 충분하다. 가격도 가격이지만 가족의 건강을 위해서도 필수품이다. 주서기가 없다면 꼭 구입하기 바란다. 나는 약 30여 년 전에 '챔피온 주서기'를 구입했었다. 가격이 무려 250달러였는데 그 당시로서는 엄청난 고가였다. 비싼 만큼 사용도 쉽고 고장도 없었다. 나는 20여 년 전에 같은 브랜드의 다른 주서기로 바꾸었는데, 바꾸게 된 가장 큰 이유는 '매일 보는 같은 색깔에 너무 질려서' 새로운 색깔을 원했기 때문이었다.

조언 2

주스를 마실 때 꿀꺽꿀꺽 한꺼번에 삼키지 말기 바란다. 진한 에스프레소를 마시듯 홀짝이듯이 마시라는 말이다. 급히 들이켜 위장 속에서 폭풍을 일으키게 하지 마시라. 한꺼번에 삼키면 몸에 부담이 되고 결국 복통의 원인이 될 수도 있다. 한 번에 한 모금씩만 천천히 삼켜서 침과 잘 섞이도록 해야 한다.

조언 3

과일이나 과일주스는 가능하면 빈속에 먹는 것이 가장 좋다. 아침 시간에 먹는 것이 가장 좋고 낮 시간이라도 속이 비어있을 때 먹어야 독소청소 효과를 최대한으로 볼 수 있다. 당신이 모노 다이어트를 하든 안 하든 관계없이 다른 음식을 먹은 후 3시간 내에는 과일이나 과일주스를 안 먹는 것이 좋다. 과일은 참으로 재미있는 음식이다. 다른 음식과는 달리, 과일은 위장에서 분해되고 소화되는 시간이 많이 걸리지 않는다. 대부분의 음식은 배 속에서 소화되는 데 3시간 이상 걸리지만 과일은 20~30분밖에 걸리지 않는다. 과일주스가 더 빨리 소화되는 것은 불을 보듯 당연하다.

조언 4

만일 당신이 과일이나 채소와 같은 장 청소 음식을 며칠 동안 계속해서 먹어본 경험이 없다면, 아마도 설사와 같은 부작용을 겪을 가능성이 있다. 이것은 조금 불편하지만 매우 의미 있는 일이다. 우리 몸의 소화기관에는 항상 어느 정도의 쓰레기가 남아있다는 사실을 이해하기 바란다. 갑자기 위장 속으로 90% 정도의 수분을 함유한 장 청소 음식들이 들어온다면, 그것도 며칠 동안이나 계속해서 과일과 채소가 장을 청소한다면, 장벽에 남아있는 불순물들을 씻어서 밖으로 배출하는 것이 당연한 일이라 생각하시라.

설사는 드물게 48시간이 걸리기도 하지만 보통 24시간 내에 멈춘다. 우리 몸에 생긴 결과물에는 반드시 원인이 있다는 사실을 기억하기 바란다. 수분이 많은 장 청소 음식을 먹고 나서 설사가 난다는 것은 그리 놀랄 일이 아니다. 그러나 만일 설사가 48시간 이상 계속된다면 의사를 찾아가도 좋다. 그러나 나의 오랜 경험으로 말한다면, 장 청소 음식을 먹어서 생기는 설사는 결코 과일과 채소를 먹지 말라는 경고음이 아니다.

조언 5

모노 다이어트 기간 동안 먹는 음식이 너무 제한적이어서 '생활에 필요한 에너지가 너무 적은 것이 아닐까' 하고 생각하기 쉽다. 그러나 정답은 정반대다. 이 기간 동안 에너지가 치솟을 것이다. 모든 동물은 음식을 소화시키는 데 엄청난 에너지를 소비한다는 사실을 꼭 기억하기 바란다. 당신이 요리하지 않은 음식을 먹었기 때문에, 소화에 필요한 에너지가 아주 적은 음식만을 먹었기 때문에, 그래서 에너지가 치솟는다. 모노 다이어트를 실천해본 사람들이 이구동성으로 말하는 찬사는 '살면서 가장 에너지가 넘치는 시간이었다'라는 것이다.

조언 6

한 번도 요리하지 않은 살아있는 음식을 일정 기간 동안 먹어보지 않은 사람들의 걱정은 '배고프지 않을까요? 나는 배고프면 아무것도 할 수 없어요.'라는 것이다. 나도 당신이 이런 생각을 하는 것은 이해한다. 나도 그런 생각을 했었기 때문이다. 그러나 그런 일은 절대로 발생하지 않는다.

당신은 이런 일을 겪어봤을 것이다. 가령 식탁에 앉아서 차려진 음식을 맛있게 모두 해치웠다. 배도 부르고 아주 만족했다. 그런데 45분쯤 지나서 배가 부른데도 불구하고 '뭐 먹을 것이 없나' 하고 부엌 여기저기를 기웃거려본 적이 있을 것이다. 그 이유는 알지 못하지만 '내가 지금 뭐 하는 거지? 먹을 만큼 먹었고 배가 부른데 말이야.'라는 생각을 해본 적이 있을 것이다. 무엇을 먹어야 할 것 같은 느낌 말이다. 만일 과거에 이런 생각을 해보았다면 그 이유를 내가 말해드리겠다. 인간의 몸에서 그런 욕구를 가지게 하는 생리학적인 이유를 말이다.

우리의 뇌에는 식욕조절중추Apestat라는 메커니즘이 기본적으로 깔려있다. 이것이 우리의 식욕을 조절한다. 이 식욕조절중추는 끊임없이 우리 몸을 모니터링하면서 영양분이 충분한지 아닌지를 확인하는 작업을 수행한다. 만일 충분하면 조절작용은 멈춘다. 그러나 영양분이 부족하면 식욕조절중추가 우리에게 '더 먹어라'라고 알람을 울린다. 우리 몸에 필요한 영양분을 다 먹고 나서야 그 알람소리가 줄어든다. 그러나 명령에 따라 먹었음에도 불구하고 알람이 계속 울리는 이유는 무엇일까? 짐작하시는가? 그렇다. 당신이 계속해서 먹어대는 음식이 지나치게 요리되어있고 지나치게 가공되어있기 때문이다. 그 음식들은 요리과정과 가공과정에서 자연 상태가 파괴되었고 영양분이 손실되었기 때문이다. 배가 부른데도 계속해서 '더 먹어'라고 알람이 울리는 것은 '음식의 양'이 문제가 아니라 '영양분'의 문제라는 말이다. 우리의 현명한 몸은 이것을 너무도 잘 알고 있다. 그래서 당신이 매일 저녁 부풀어 오른 배를 부여잡고 부엌 찬장에 누워서 잠자는 스낵을 깨우고 냉장고의 아이스크림을 찾아 헤매는 것이다. 아직 끝나지 않았기 때문이다.

당신이 모노 다이어트를 하게 되면 몸이 원하는 영양분을 넘치도록 충족시켜준다. 당신은 자연에서 온 것을 그대로 먹기 때문에 거기에는 부족한 것이 없다. 불을 가해서 효소를 파괴하지도 않았고 요리를 하면서 미네랄을 제거하지도 않았다. 살아있는 몸의 관점에서는 살아있는 음식을 먹으니 원하는 명문대에 합격한 것처럼 기분이 날아갈 듯 좋아지는 것이다. 연속해서 며칠(길면 길수록 좋다)이 지나면, 그동안 하녀 취급을 받았던 몸이 황제의 대접을 받게 되었으므로 최상의 컨디션이 된다. 이런 상황이 되면 식욕조절중추는 더 이상 '더 먹어'라는 알람을 울릴 필요가 없어진다.

조언 7

과일만 먹으면 당이 부족해서 저혈당증Hypoglycemia에 걸리지 않을까 걱정하는 사람들이 종종 있다. 자, 그렇다면 저혈당이 무엇인지 아주 쉽게 설명해보겠다. 우리의 뇌는 혈류 속에 당(혹은 다른 성분까지)이 충분한지 끊임없이 모니터링한다. 무엇이 충분하지 못할 경우 뇌는 알람을 울린다. 초조감, 불편함, 게으름 등의 형태를 통해 알람을 울린다. 과일 속에 있는 천연의 과당Fructose은 인체 내에서 포도당Glucose으로 전환되어 다른 성분보다 빨리 혈류 속으로 들어간다. 만일 당신이 저혈당증이 있다면 과일을 먹는 즉시 식욕조절중추가 이 증상을 멈추게 할 것이다. 단언컨대 저혈당증에 과일보다 좋은 음식은 없다. 증상을 가라앉히기 위해서 더 자주 과일을 먹을 필요가 있다. 전혀 문제가 없다. 당신이 호모 사피엔스에 속하는 종이라면 모노 다이어트를 하는 중에 전능하신 식욕조절중추에 모든 것을 맡겨보시라. 당신은 먹고 싶은 것(살아있는 것으로 한정해서)을 마음껏 즐길 수 있다.

조언 8

당은 천사가 될 수도 있고 악마가 될 수도 있다. 천사의 측면을 보자. 영양학적인 측면에서 보면 인간에게 당보다 중요한 것은 거의 없다. 인간은 포도당을 통해서 에너지를 얻는다. 대부분의 포도당은 탄수화물(탄수화물이 포도당으로 변형되기 때문에)을 통해서 몸에 공급된다. 또한 우리의 몸은 '포도당신생합성'Gluconeogenesis 이라는 메커니즘을 통해서 몸속에 저장된 지방이나 단백질을 포도당으로 바꾸기도 한다.

문제는 흰옷을 입은 악마다. 가공된 정제설탕을 말하는 것이다. 정제설탕은 흰옷을 입었든 검은 옷으로 갈아입었든 모두 치명적인 독극물이다. 정제설탕은 수많은 질병의 원인이자 몸의 순환을 가로막는 방해물이다. 정제설탕의 해악은 여기서 모두 이야기할 필요가 없을 정도로 잘 알려진 사실이다.

우리 몸이 가장 원하는 당의 형태는 천연의 과당인데 이것은 과일에 충분하고 넘치도록 함유되어있다. 이 과당은 소화하는 데 거의 힘들일 필요가 없고 즉시 효율적인 에너지로 전환된다. 우리 몸은 과당을 즉시 흡수(특히 간에서)해서 곧바로 포도당으로 전환시킨다. 전환된 포도당은 즉시 몸의 연료로 사용되며, 미래의 에너지로 사용하기 위해서 간에 글리코겐Glycogen의 형태로 저장된다. 바로 이런 이유 때문에 역사상의 모든 호모 사피엔스가 이 천연 상태의 단맛을 좋아하도록 진화했다는 말이다. 그러나 불행하게도 산업혁명 이후 최근 200여 년 동안 이 천연 상태의 당을 정제된 설탕으로 대체해옴에 따라 그 대가를 톡톡히 치르고 있는 것이다.

'정제'라는 말은 어떤 물질에서 한 성분만 '순수한 상태'로 가공했다는 뜻이다. 설탕은 당이 많은 자연 상태의 아름다운 음식에서, 당을 제외한 모든 아름다운 성분(비타민과 미네랄과 같은)을 제거해서 비자연적인 상태로 만든 화학물질이다.

흰 설탕은 주로 사탕수수나 사탕무로 만들어진다. 열을 가하고 화학적인 변형과정을 거치는데, 이 과정에서 많은 성분들이 제거된다. 모든 비타민, 미네랄, 단백질, 지방, 효소 등 몸에 이로운 것들이 모두 사망선고를 받는다. 사탕수수나 사탕무를 수확한 후 잘게 쪼개서 압착하면 주스 형태가 되는데, 여기에 물을 섞은 다음 열을 가하고 석회를 섞는다. 열을 가해서 수분이 증발하면 끈끈한 액체가 되는데 이를 진공솥에 넣고 펌프질을 한다. 이 과정에서 알갱이 형태로 결정화가 되면 원심분리기에 넣는데 여기에서 남아있는 잔여물들이 모두 날아가게 된다. 이 결정화된 알갱이들에 다시 한 번 열을 가하고 목탄필터에 통과시킨다. 알갱이가 아주 맑게 결정화되면 죽은 동물의 뼈 등을 투입하여 '흰옷 입은 악마'를 만들어내는 것이다. 이 과정을 거치면서 약 64가지의 성분이 파괴된다. 칼륨, 마그네슘, 칼

슘, 철, 망간, 인산염, 황산염 등이 소실된다. 비타민 A, B, D 등도 제
거된다. 아미노산, 효소, 불포화지방, 그리고 모든 식이섬유도 시체
로 처리된다.

　당신이 만일 흰 설탕과 같이 정제된 탄수화물을 섭취할 경우, 우리
몸은 부족한 성분을 어디에서 충당할 것인가? 몸을 즉각적으로 망치
는 독극물을 먹으면 바로 토한다. 이것이 몸의 원리다. 비교적 안전
한 독극물(설탕)을 먹게 되면 우리 몸은 이것을 몸 내부에서 중화시
키려고 노력한다. 바로 이 '비교적 안전한 독극물'을 중화시키기 위
해 건강한 세포에서 필수성분을 뽑아 쓰게 된다. 나트륨, 칼륨, 마그
네슘, 칼슘 등을 몸의 각 부분에서 뽑아 와서 '참된 당'으로 중화시키
려는 노력을 한다는 말이다.

　그 과정에서 특히 인체의 뼈에서 칼슘을 뽑아서 중화시킨다. 모
두가 알다시피 뼈는 칼슘의 보고다. 칼슘이 부족하면 어떻게 되는
가? 그렇다. 관절염으로 가는 지름길이다. 우리 치아도 결정적인
영향을 받는다. 그곳에서도 칼슘을 뽑아내기 때문에 우리의 치아
는 결국 하나씩 허물어진다. 정제설탕은 결국 뼈를 허물어트리고
치아를 붕괴시킨다. '설탕은 치과의사의 기쁨'이라는 말이 전혀 이
상한 말이 아니다. 이렇듯 설탕은 영양의 다양성이 부족할 뿐만 아
니라, 우리 생명에 필수적인 성분들을 몸에서 빼앗아가기 때문에
결국 몸을 무너뜨리게 되는 것이다. 설탕뿐만이 아니다. 당신이 천
연 상태의 탄수화물(고구마나 현미와 같은 녹말음식)이 아닌 정제된

탄수화물(설탕과 빵과 라면과 과자와 같은)을 먹으면 먹을수록 당신은 '골다공증과 당뇨병으로 가는 초고속열차의 VIP석'에 탑승한 것과 같은 셈이 된다.

이 말은 절대 과장이 아니다. 주위를 돌아보라. 통통하게 살이 찌고 각종 병을 안고 사는 사람은 대부분 정제탄수화물의 희생양들이다. 많이 먹지도 않고 고기도 안 먹는 '뚱뚱한 채식주의자'들은 대부분 이 정제탄수화물의 열렬한 팬들이다. '저는 동물을 사랑해서 고기를 절대 먹지 않습니다'라고 외치면서 100kg이 넘는 몸을 뒤뚱거리고 '병원의 기쁨'이 되는 사람이 얼마나 많은가? '저는 물만 먹어도 살이 찌는 체질이에요'라면서 '헬스클럽 원장의 기쁨'이 되는 사람은 또 얼마나 많은가?

정제설탕은 우리가 매일 먹는 음식에 조금씩 형체를 숨기며 숨어 있다. 미국에서 매년 1인당 설탕소비는 무려 70kg에 달한다. 사탕이나 흰 설탕만 설탕이 아니다. 지금 당장 선반 위에 놓여있는 음식들을 살펴보라. 자당, 과당, 흑설탕, 황설탕, 콘시럽, 원당, 당밀 등은 몸의 입장에서 보면 모두 독성 화학물질이다. 이런 상냥한 이름을 가진 달콤한 악마를 천사라고 포장하는 사람들은 누구란 말인가.

황설탕은 어떻게 만들어지는가? 황설탕은 보통 흰 설탕에 당밀을 입히거나 캐러멜 색소를 사용해 만들어진다. 흔히들 원당이라 부르는 것은 어떻게 만들어지나? 원당은 중백당Turbinado으로도 불리는데 설탕이 만들어지는 여러 가지 정제과정에서 한 가지 과정을 생략

한 것에 불과하다. 위에서 말했듯이 가장 완전한 당의 형태는 과일에서 직접 얻어진 신선한 과당이다. 과당이 일단 정제과정을 거치면 그것이 어떤 이름을 뒤집어쓰고 위장을 하든지 흰 설탕과 크게 다르지 않다.

위에 언급한 대로 설탕은 정제과정에서 많은 화학약품이 투여되고 영양분이 사라진다. 이 화학약품이자 독극물이 당신의 밥상에 매일 초대된다는 말이다. 10개의 과정을 거쳐야 '하얀 옷을 입은 악마'가 되는데 마지막 한 과정을 거치지 않았다고 해서 당신은 '자연식품'이라는 말에 현혹될 셈인가? 어깨를 으쓱이며 친구들에게 유기농 식품이라고 자랑할 셈인가? 당밀糖蜜을 두고 하는 말이다. 당밀과 같이 자연당이라는 이름을 가진 것들은 모두 흰 설탕보다 '아주 조금 나은 설탕'에 불과하다는 점을 명심하기 바란다.

단맛을 내는 모든 종류의 공장음식에는 '하얀 악마'가 숨어있다. '건강음료' 또는 '천연' 또는 '100% 자연'이라는 옷을 입은 모든 공장음식도 이에 해당한다. 이런 상표를 보면 우리는 돈을 조금 더 주고 구입하는 경향이 있는데 '아무래도 몸에 더 좋을 것'이라는 상상력에 유혹의 손길이 뻗치기 때문이다. 그러나 이런 문구를 내세우며 유리병이나 플라스틱병에 들어있는 음료들에는 모두 정제설탕이 숨어있다. 심지어 '과일즙이 가라앉아있다'는 귀여운 요구르트에도 설탕이 9스푼이나 들어있다. 9스푼이 뭐 대수냐고? 340ml짜리 콜라에 10스푼의 설탕이 들어있다면 이해가 가시는가? 당신은 이런 요구르트를 건강에 좋다고 행복한 얼굴로 먹고 있다는 말이다. 조심하시라. 진짜라고 지나치게 주장하는 공장음식에는 항상 가짜가 숨어있기 마련이다. 당신이 당신의 몸에 진짜를 넣어준다면 당신의 몸은 그만큼 반드시 보답하기 마련이다.

조언 9

모노 다이어트 기간에는 반드시 자연 상태의 요리되지 않은 음식을 먹어야 한다. 그렇다면 견과류는 어떨까? 견과류가 자연 상태의 생견과류라면 허락한다. 찌거나 볶은 견과류는 아주 농축된 음식이라서 과식하기 쉽다. 하루에 한 번이라면 아몬드의 경우 10~12개 정도로 충분하다. 그 이상이면 소화기관이 힘들어한다. '나는 그 정도로는 만족하지 못합니다'라고 생각한다면 차라리 안 먹는 것이 좋다.

나의 경우 생견과류(찌거나 볶지 않은)를 먹을 때마다 오이나 샐러드와 함께 먹는다. 맛도 좋을 뿐 아니라 오이나 샐러드는 수분이 많아서 소화를 편하게 해준다. 견과류에는 지방이 지나치게 많지 않으냐는 질문이 있을 수 있다. 우리가 앞에서 대화를 나눈 것처럼 지방은 몸에 필수다. 지방이 없다면 인간은 죽는다. 사실 비타민 A, D, E, K는 지방이 있어야만 분해된다. 지방이 음식에 존재해야 하는 이유다. 문제는 그 지방이 어디에서 나온 지방이냐는 것이다. 각종 씨앗이나 견과류에서 나온 지방이 범인이 아니라, 고기나 정제식품에서 나온 지방이 범인이라는 말이다.

조언 10

만일 당신이 1주일 이상 모노 다이어트를 한다면 요리하지 않은 음식(샐러드, 주스, 과일, 스무디, 채소 등)에 약간 요리한 음식을 추가하면서 길게 이어가고 싶을 것이다. 이럴 경우(1주일 이상 장기간)에는 약간의 살짝 데쳐 낸 채소 정도는 허락할 수 있다. 살짝 데쳐 낸 채소를 샐러드에 넣으면 장 청소에 큰 방해가 되지 않으면서 포만감도 줄 수 있기 때문이다. 채소는 무엇이라도 좋다. 브로콜리, 양배추, 호박 등을 쪄 낸 다음 샐러드에 넣고 드레싱을 약간 뿌리면 맛도 좋고 만족감도 줄 것이라 믿는다.

3~4일 정도 짧게 모노 다이어트를 할 경우에는 익힌 채소를 추가하지는 말 것을 부탁드린다. 1~2주일 길게 하는 모노 다이어트일 경우 마지막 며칠에 익힌 채소를 추가할 수 있다는 말이다. 가령 1주일의 경우 마지막 이틀 정도에 추가할 수 있고, 10일의 경우 마지막 3~4일에 익힌 채소를 추가할 수 있다. 이럴 경우에도 반드시 요리하지 않은 샐러드가 익힌 채소보다 많아야 한다. 모노 다이어트는 요리하지 않은 음식이 주인공이 되는 식단이기 때문이다.

조언 11

이 정기적인 모노 다이어트는 당신의 몸을 완전히 거듭나게 개선해줄 것이다. 깨끗하고 맑은 음식을 먹는 동안, 당신의 몸을 탁하게 하고 막히게 하는 음식을 몸속에 집어넣고 싶은 생각이 없어질 것이다. 그러나 주식의 그래프가 항상 위로만 향하거나 아래로만 향하지 않듯이, 몸이 완벽하게 개운해질 때도 있지만 때론 그저 그럴 때도 있을 것이다. 그러나 한 가지 확실한 것은 시간이 지날수록 몸이 가벼워지고 체중은 현저하게 줄어든다는 사실이다. 에너지는 상승할 것이고 자존감이 높아질 것이며 계속하고 싶은 생각으로 충만해질 것이다. 식당에 가서도 가능하면 건강한 음식을 찾게 되며 햄버거나 감자튀김을 찾는 일이 줄어든다. 입에서는 살살 녹았지만 몸을 찌뿌둥하게 만들던 음식, 당신의 혈관을 막히게 하고 뱃살과 엉덩이 살을 늘리던 그런 음식을 점점 멀리하게 될 것이다.

조언 12

5일 이상 모노 다이어트를 할 경우 마지막 하루나 이틀은 매우 조심해야 한다. 단식 후에 조절식을 먹듯이 해야 한다. 오래 굶었으므로 아주 가볍게 먹는 조절식처럼, 모노 다이어트 후에도 적응의 시간이 필요하다. 처음부터 아주 무거운 음식을 먹으면 몸에 이상이 올 수 있다는 말이다. 오랫동안 가볍고 맑은 음식에 적응했기 때문에 너무 갑자기 무거운 음식을 먹으면 몸이 당황한다. 그러니까 1주일 정도 주스나 과일이나 채소만 먹던 사람이 갑자기 점심에 피자와 치킨과 콜라를 먹는다거나, 저녁에 갑자기 스테이크와 빵과 애플파이를 먹으면 안 된다는 말이다. 그러면 몸이 엄청난 충격을 받아 이상현상을 나타낸다. 아침에는 아주 가볍게 주스 한 잔이나 과일 한 개 정도만 먹고, 점심에는 샐러드와 구운 감자나 토스트 정도로 끝내고, 저녁은 샐러드와 파스타 정도로 가볍게 하는 것이 좋다. 모노 다이어트가 끝난 후 2~3일 정도는 가볍게 먹고, 고기나 생선 등 무거운 음식은 아주 가끔씩만 먹는 것이 좋다. 모노 다이어트 기간 중에 느꼈던 그 상쾌한 기분을 기억하면서 말이다.

조언 13

아침에 무엇을 먹을까 하는 문제를 생각해보자. 미국인을 비롯한 많은 현대인들은 '아침을 든든히 먹어야 한다'는 식품회사들의 광고와 홍보에 기만당하고 산다. 하얀 우유에 시리얼을 넣어 먹는 광고를 보고 마치 로보트처럼 그대로 따라한다. 의사들도 TV에 하얀 가운을 입고 나와서 식품회사들이 하던 말을 앵무새처럼 되풀이한다. '인간은 포도당을 에너지로 쓰기 때문에 든든한 아침은 필수다'라는 식이다. 그러나 이것은 전혀 사실이 아니다.

나는 이 책을 세상에 소개하여 1,200만 부의 판매를 기록하는 등 사람들의 사랑을 받았다. 지금도 수천수만의 지지자들이 내게 질문도 해오고, 서로 생각을 공유하며, 자연위생학의 원리를 실천하고 있다. 의심할 여지 없이 그들이 가장 궁금하게 생각하고 자주 질문하는 주제는 바로 '아침에 무엇을 먹느냐'라는 문제다.

우리의 목적은 몸을 청소하는 일이다. 몸속의 독소와 쓰레기를 청소해서 밖으로 배출하는 일이다. 그렇게 되면 지방과 수분이 독소를 가두어둘 필요가 없어지므로 비만과 질병이 도망간다. 이제 우리 몸의 모든 기능은 생리주기에 따라 매일매일 활발하게 움직일 수 있다. 우리 몸의 배출주기는 새벽 4시부터 낮 12시까지, 8시간 동안이다. 세포에서 쓰레기를 끄집어내서 배출기관에 던져버리는 신체활동은 거의 이 오전 시간에 이루어진다. 일어나자마자 가장 먼저 가는 곳이 화장실이라는 것만 생각해도 금방 해답이 나온다. 아침에 눈곱이 끼어있는 것을 발견하는 것도 같은 이유다.

　앞에서 우리가 여러 번 대화를 나눈 바와 같이, 음식을 소화하는 일에는 엄청난 에너지가 소비된다. 따라서 아침에 '음식을 든든히' 먹는 행위는, 독소배출과 청소에 쓰여야 할 에너지를 힘든 소화에 쓰이도록 전환시키는 배반행위다. 자연의 법칙에 위배된다는 말이다. 호모 사피엔스의 진화과정에 아침을 우걱우걱 털어넣는 행위는 없었다는 말이다. 당신이 진정으로 날씬한 몸매에 맑은 피부, 그리고 질병 없는 삶을 원한다면 가장 먼저 해야 할 일은 아침을 가볍게 먹는 일이다. 아침에 일어나서 낮 12시까지가 가장 중요하다. 낮 12시까지 과일과 주스만 먹기를 부탁드린다. 과일과 주스는 아무리 많이 먹어도 상관없다. 과일과 주스는 소화하는 데 에너지가 거의 들지 않는다. 따라서 배출주기를 가장 효율적으로 사용할 수 있다.

낮 12시까지 과일과 주스만 먹는 것이 마음에 들지 않는다면 아래 2가지 사항만이라도 지켜주길 바란다.

- 할 수만 있으면 낮 12시까지 과일과 주스만 먹도록 노력하라. 그것이 힘들다면 1주일에 2회 정도만이라도 실천해보라. 하루건너 하루씩 한다면 더 좋다.
- 아침에 먹는 최초의 음식을 과일과 주스로 시작하라. 30분 정도 지나서 다른 음식을 먹어도 좋다.

가능하면 낮 12시까지 과일과 주스만 먹는 것이 1차 목표다. 1주일만 지나면 낮 12시까지 과일만 먹는 것이 얼마나 큰 효과를 내는지 확연히 깨닫게 된다. 에너지가 넘치고 몸이 상쾌해지는 것을 금방 알 수 있다. 이것은 내가 그냥 이론만 가지고 하는 말이 아니다. 벌써 나를 비롯한 수백만의 사람들이 이 방법을 배워서 평생의 아침식사로 실천하고 있다. 이를 실천하고 있는 사람이라면 아무도 '든든하지만 찌뿌둥한 아침식사'로 돌아가지 않으리라고 확신한다. 아침이 상쾌하면 하루가 상쾌할 것은 당연한 일 아닌가? 설령 당신의 몸이 아주 무겁고 탁한 저녁식사로 더럽혀졌을지라도 아침마다 '정화의 시간'이 있다는 것은 얼마나 소중한 일인가? 가능하면 '정화의 시간'에 시리얼이나 토스트로 몸과 영혼을 혼탁하게 만들지 않기를 부탁드린다.

조언 14

당신은 아마 이런 질문도 할 것이다. "모노 다이어트는 얼마나 자주 해야 하고, 얼마나 오래 해야 되나요?" 만일 당신이 한 번도 단식이나 모노 다이어트와 같은 장 청소를 해보지 않은 사람이라면 이것이 얼마나 몸을 깨끗하게 해주는지 금방 깨닫게 될 것이고, 강요하지 않아도 스스로 연장하고 싶어질 것이다. 따라서 처음에는 원래 계획한 대로 하다가 조금씩 횟수와 기간을 늘려가는 것이 좋다. 그렇게 하면 일반적인 식사에서도, 소화기관에 무겁고 탁한 음식을 쑤셔 넣는 일을 피하게 될 것이다.

이쯤에서 내 경험을 말해보겠다. 내가 처음 자연위생학과 모노 다이어트를 시작했을 때 나는 흥분한 상태였다. 나는 오랫동안 아파왔고, 뚱보였으며 항상 피곤했었다. 아버님은 50대에 대장암에 걸려 사망하셨다. 나는 아버지의 죽음 이후로 항상 두려움에 떨면서 살고 있었다. 내게 처음 모노 다이어트를 소개해주신 분은 내게 확신을 가져도 좋다고 용기를 주셨다. 모노 다이어트뿐만 아니라 음식습관을 바꾸기만 하면 '당신이 한 번도 가져보지 못한 몸과 마음의 활력을 아주 빠른 시간 내에 갖게 될 것'이라고 장담했다.

그렇다. 그는 내게 확신을 주었고 나는 그것을 간절히 원했다. 나는 너무도 오랫동안 위장병으로 고생해왔으므로, 나는 너무나 오랫동안 뒤뚱거리며 걷는 뚱보였으므로, 나는 끊임없이 추락하는 나의 건강이 두려웠으므로, 나는 내 몸이 날씬하고 건강해질 수만 있다면 사기

꾼이라도 스승으로 모셔야 할 정도로 절박했다. 아무런 끈도 없이 절벽을 내려가라고 해도 그렇게 했을 정도로 절박했다. 그러나 그는 진실된 사람이었다. 그는 아무것도 대가를 요구하지 않았다. 십일조도 건축헌금도 감사헌금도 요구하지 않았다. 치료비도 입원비도 의료보험비도 청구하지 않았다. 그래서 나는 그렇게 했다.

나의 스승은, 내가 가장 먼저 해야 할 일은 5일 동안 오직 과일과 야채주스만 먹는 일이라고 말씀하셨다. 5일 동안 과일과 주스만 먹어야 한다는 말을 듣는 순간, 껍질이 벗겨진 전깃줄에 맨손을 대는 기분이 들었다. 그러나 나는 그렇게 했다. 나는 그 당시 내가 스스로 자초한 쓰레기 공장처럼 더러워진 몸을, 어떻게든 해결하지 않으면 죽을 것 같았기 때문이다.

첫날이 가장 힘들었다. 무슨 일이든 항상 첫날이 힘든 법이다. 6일째가 되던 날은 내가 다른 음식을 먹을 수 있도록 허락된 날이었다. 그런데, 어라? 생각지도 못한 놀라운 일이 생겼다. '세상음식'으로 돌아가도 좋은 날에 나는 '5일 동안의 음식'을 다시 하기로 결심한 것이다. 몸과 마음이 가벼워졌고 에너지는 넘쳤고 생각도 긍정적으로 바뀌었다. 칸트는 '형식이 내용을 규정한다'고 말했다. '무엇을 먹느냐'(형식)가 나의 생각과 가치관(내용)까지 뒤집어놓은 것이다. 불과 5일 만에 일어난 일이다. 고깃덩이를 들고 발을 헛디뎌 콘크리트 계단에 굴러 떨어진 후 5일 만에 일어나 거울을 보니 전혀 모르는 미남이 서있는 격이라고나 할까? 동네 개들이 고깃덩이를 다 물고 도망가서 어머니에게 혼날 생각을 하고 집에 돌아와 거울을 봤는데, 두툼한 턱에 배불뚝이는 사라지고 '진짜 하비 다이아몬드'가 눈을 껌뻑이며 서있는 격이라고나 할까?

나는 매일 자전거를 탔고 자연위생학의 아버지라 불리는 허버트 셸턴의 책을 읽었다. 10일이 지날 때쯤 나의 인생은 완전히 바뀌어있었다. 나는 그때 나의 가벼워진 몸과 상쾌해진 느낌을 잊을 수가 없다. 20년 넘게 나를 힘들게 했던 위장병은 더 이상 나를 괴롭히지 않았다. 몸무게는 무려 10kg 이상 빠져있었다. 에너지는 하늘을 찌르는 듯했고 세상을 다 가진 기분이었다. 다시 태어난 것이다.

인간은 몸과 마음에 여유가 생길 때 유머가 생기는 법이다. 아주 유머가 넘쳤던 스승님은 내게 현자의 미소를 보이며 다음과 같이 말했다. "자, 이제 네가 결정할 차례다. 지금의 가벼워진 몸과 마음을 유지할 것인가, 과거의 무거운 몸과 마음으로 돌아갈 것인가? 선택은 너의 몫이다." 나는 아무 말도 할 수 없었다. 나는 그저 하염없이 쏟아져 내리는 눈물을 닦을 생각도 못 하고 그의 얼굴을 바라볼 뿐이었다.

그는 내가 가장 먼저 해야 할 일은 모든 음식에서 '동물의 시체와 그 부산물을 없애는 일'이라고 말씀하셨다. 그리고 '공장에서 만들어진 가짜 음식을 없애는 일'이라고 말씀하셨다. 그는 육식과 공장음식을 중지한 후에 상태가 좋아지면 그때 다시 그것들을 먹어도 좋다고 하셨다.

나는 소고기, 닭고기, 생선 등 모든 동물의 시체와 그 부산물인 우유도 끊었고 마침내 25kg의 비곗덩어리를 내 몸에서 내보내기로 결심했다. 고기와 관련된 것만 아니면 무엇이든 먹을 수 있었지만 과식하지는 않았다. 하루는 과일과 채소로 만든 주스만 먹었고, 다른 날에는 과일과 채소를 먹되 마음껏 먹었다. 빵이나 파스타도 아주 가끔 먹었지만 식단의 대부분은 과일과 채소와 주스로 차려졌다.

불과 1달이 되기도 전에 25kg의 쓰레기가 몸에서 빠져나가는 것을 지켜볼 수 있었다. 몸이 서서히 치유되고 있었다. 나는 비곗덩어리가 쉽게 빠져나갈 수 있도록 매일 자전거를 열심히 탔다. 나는 자존감을 회복했고 인생에 대한 긍정으로 넘쳐났으며 앞으로 나의 인생은 성공할 것이라는 희망에 불타있었다.

나는 나 자신에게 약속했다. 일 년에 최소한 4번 정도 10일간의 모노 다이어트를 하기로 결심했다. 그러니까 3개월에 한 번씩인 셈이다. 나는 그 후 2년 동안 그 약속을 지켰다. 3개월마다 10일 동안은 주스와 과일과 샐러드만 먹었다. 모노 다이어트 기간을 제외하고는 아주 가끔씩 우유나 생선을 먹었던 것도 사실이다. 그러나 10일 동안의 모노 다이어트 외에도, 매주 하루나 이틀 정도는 모노 다이어트를 계속했다. 그러니까 '큰 모노 다이어트'와 '작은 모노 다이어트'를 병행한 셈이다. 처음 2년 동안 몸무게는 그대로 유지되었고 모든 통증은 사라졌으며 한 번도 가져보지 못한 건강을 찾게 되었다. 그러니까 평생 지속가능한 생활습관을 갖게 된 셈이다. 나는 지금도 1년에 2~3

회 정도 '큰 모노 다이어트'를 하고 있으며 1주일에 하루나 이틀은 '작은 모노 다이어트'를 실천하고 있다.

나는 사실 여러 가지 방법으로 모노 다이어트를 실천해보았다. 3개월 동안 하루걸러 하루씩 살아있는 음식(과일, 채소, 주스, 샐러드 등)만을 먹는 방법도 실천했다. 사이사이에는 내가 원하는 것을 맘대로 먹었다. 그래도 상관없었다. 항상 몸이 개운했다. 내가 〈다이어트 불변의 법칙〉을 출간한 후 쇄도하는 TV 인터뷰를 위해 미국 전역을 여행할 때는, 2주 동안 과일과 주스만 먹기도 했고, 한 달 내내 살아있는 음식만 먹기도 했다. 인터뷰를 위한 여행은 강행군 그 자체였다. 매일 비행기를 타야 했고 아침부터 저녁까지 쉬지 않고 인터뷰 스케줄을 소화했지만 에너지는 넘쳤고 전혀 피곤하지 않았다. "어쩌면 그렇게 에너지가 넘치시나요?" 대부분의 TV 인터뷰 진행자들이 수없이 내게 들려준 질문이었다.

자, 이제 처음의 질문으로 돌아가 보자. '모노 다이어트는 얼마나 자주, 얼마나 오래 해야 되나'라는 질문이었다. 나는 당신이 처음 시작할 때는 3~5일 동안 주스와 과일만 먹는 모노 다이어트를 실천해보고 컨디션을 점검해볼 것을 추천한다. 그런 다음에 1주일마다 1~2일을 하는 것도 좋고, 3~4개월에 한 번씩 7~10일간의 모노 다이어트를 하는 것도 좋다. 기간이나 횟수는 당신의 몸상태에 따라 스스로 결정하면 된다.

계속 강조한 바와 같이 나는 당신이 가능하면 좀 '타이트하게'

하기를 권장한다. 그렇게 하면 '이렇게 될 것이다'라는 생각의 결과를 확실하게 확인할 수 있기 때문이다. 예를 들어보자. 만일 당신이 카누 또는 아주 작은 목선을 타고 강을 건너는데 바닥에 물이 샌다면, 가능하면 아주 빠른 시간 내에 힘차게 물을 퍼내야 배가 가라앉지 않을 것이다. 물을 완전히 퍼낸다면 조금 쉴 수도 있고, 조금씩 올라오는 물을 정기적으로 퍼내기만 하면 될 것이므로 안심할 수 있다. 몸도 이와 똑같다. 처음 시작할 때 확실하게 하는 것이 좋다. 모노 다이어트는 더 자주 더 오래 할수록 좋다는 말이다. 몸속의 독소와 쓰레기가 완전히 빠져나가기만 하면 가끔씩 몸속으로 들어오는 독소의 수위를 힘들이지 않고 부드럽게 조절할 수 있기 때문이다.

첫해에는 3개월마다 10일간의 모노 다이어트를 권장한다. 1년 동안 4회의 10일 다이어트를 하는 셈이다. 처음 2회는 오직 주스(과일과 채소로 만든)와 과일만 먹고, 뒤의 2회는 살아있는 자연식(과일, 채소, 주스, 샐러드 등)으로 변화를 주어도 좋다. 또한 10일간의 모노 다이어트 사이사이에는 1주일에 이틀 정도 작은 모노 다이어트를 병행하기 바란다. 첫해가 지난 후에 당신은 같은 패턴으로 평생 실천해도 좋다. 그렇게 하면 당신의 몸은 독소가 완전히 제거될 것이며 살은 다시 찌지 않을 것이다. 부담스럽다면 반으로 잘라서 해도 좋다. 그러니까 일 년에 10일 모노 다이어트를 두 번만 하고, 사이사이에는 1주일에 하루씩만 하는 식이다.

꼭 해두고 싶은 말이 있다. 지나친 모노 다이어트는 절대 있을 수 없다. 더 많이 할수록 더 건강해질 것이며 살아있는 동안 살이 찌는 현상, 다시 말해 몸이 붓는 현상은 절대 경험할 수 없게 될 것이다. 물론 당신은 취미 삼아 여행을 가듯이 해볼 수도 있다. 당신의 몸상태에 따라 스스로 결정하면 된다. 어제 먹은 뒷산의 작은 나무의 열매가 맛있었다면 당신은 내일도 가게 되고 1주일 후에도 가게 되지 않겠는가? 괜히 두려워할 필요가 없다. 실제로 이 방법을 실천해서 지방을 덜어 내고 아기피부를 되찾고 질병에서 해방된, 나를 비롯한 수천수만의 친구들이 이를 증명하고도 남지 않는가 말이다.

조언 15

마지막 조언은 매우 중요하니 집중해주기 바란다. 규칙적으로 모노 다이어트를 실천하면 몸에서 독소가 빠져나가고 결국 살이 빠진다. 붙들고 있던 독소가 빠져나갔으므로 지방과 수분은 할 일이 없으니 그들도 몸 밖으로 빠져나갈 수밖에 없다. 그러나 독소는 독극물이므로 그들이 몸속에서 빠져나갈 때 그냥 도망치지 않는다. 약간 발악을 한다는 말이다. 따라서 때때로 약간의 고통이 따르는 것은 당연하다. 몸에 불편한 일들이 발생한다. 그렇다고 하더라도 모노 다이어트를 멈추지 말기를 부탁드린다. 약간의 불편함은 해가 뜨기 직전의 짙은 어둠과 같다. 그러나 곧 여명이 밝아오지 않는가. 당신은 이것을 즐거움을 갖고 극복할 수 있다. 세상의 모든 것은 연결되어있고 진실은 단순하며 반드시 약간의 고통이 수반되는 법이다. 알코올 중독자가 술을 끊을 때, 니코틴 중독자가 담배를 끊을 때, 약간의 고통이 수반되는 이치와 같다. 당신의 몸속에서 독극물이 빠져나가는데 아무런 반응이 없을 수가 없다.

그러나 그 불편함은 당신이 견딜 수 있을 만큼의 정도를 넘어서지 않는다. 안심하기 바란다. 약간의 두통과 약간의 피부트러블이 생길 수 있다. 우리 몸이 청소를 하기 시작하면 맨 먼저 나타나는 현상이므로 걱정하지 않아도 좋다. 때론 심한 두통이 올 수도 있다. 피부가 심하게 간지러울 수도 있다. 그런 전조현상이 있다는 것은 몸이 청소되고 있다는 증거다. 그러나 이런 현상은 금방 멈추기 마련이다. 좋은 것에는 반드시 어느 정도의 고통이 수반되기 마련이다. 나는 이런 불편함 때문에 당신이 노력을 멈추지 않을까 염려되기도 한다. 그러나 며칠만 계속해보시라. '부작용이 생기는 걸 보니 나한테는 안 맞나 보네'라는 생각을 버리는 순간 당신에게 새로운 세상이 열릴 것이다.

이 불편함은 절대 계속 지속되지 않는다. 그러나 반드시 한 번쯤은 올 것이다. 인내심과 신뢰감을 가지고 계속 밀어붙이시라. 병을 약으로 삼으라는 말이 있다. 그 불편함을 두 눈으로 똑똑히 지켜보면서 모노 다이어트를 계속하기 바란다. 700만 년 진화하면서 엄청난 지혜와 지성을 축적해온 호모 사피엔스의 몸이 얼마나 위대한지 곧 증

명해 보일 것이다. 약간의 불편함이 동반되는 이 청소작업이 끝나면
그 보상으로 날씬해진 몸매와 아기 같은 피부, 그리고 쌩쌩한 에너지
가 주어진다는 것을 수십 년간 실천해온 나와 수천수만의 내 친구들
이 보장한다.

두려움을 이겨내면
새 세상이 열린다

　모노 다이어트는 몸을 청소하는 최선의 방법이다. 몸을 청소해서 살을 빼고 에너지를 충전시키는 방법이다. 에너지를 충전시켜 질병을 예방하고 치료하는 방법이다. 모노 다이어트는 규칙적으로 해야 하고 기간이 길수록 효과가 탁월하다. 당부하건대 세상의 상업자본주의적 의학시스템과 약물에 의존하지 마시라. 두려움을 이겨내면 원하던 세상이 펼쳐진다.

　비만과 질병 때문에 온몸과 정신을 망가뜨리고, 비만과 질병 때문에 직업을 잃고 가산을 탕진한 수많은 주변의 가족과 친구들을 생각해보시라. 당신은 내 말을 듣자마자 '아, 과일과 채소만 일정 기간 계속해서 먹으면 질병을 예방하고 치료할 수 있고 암에도 안 걸리겠구나!'라고 생각할 것이다. 자, 생각해보자. 이보다 더 정직하고 단순한 방법이 있었던가? 더 복잡하고 더 돈이 많이 들고 더 어려운 일이라면, 신뢰감을 갖고 시간과 돈을 바치겠는가? 내 수많은 친구들은 누가 구해주었는가? 오랜 시간과 엄청난 돈과 복잡한 이론으로 무장한 의사와 병원이 치료했던가? 아니면 단순하기 그지없는 모노 다이어트가 치료했던가? 과일과 채소가 그들을 치료하지 않았던가 말이다.

당신을 포함한 대부분의 사람들은 모노 다이어트를 한 번도 실천해본 적이 없을 것이다. 호기심보다 사람을 발전시키는 것은 없다. 그 진가를 직접 확인해보시라. 몸이 어떻게 달라지는지 확연하게 느끼게 될 것이다. 당신이 자동차나 고급카메라를 사면 맨 먼저 이 제품을 어떻게 사용하는 것이 가장 좋을지 설명서를 읽는 것이 일반적이다. 우리의 몸도 작동원리가 있으므로 그에 따라 작동시키는 것이 당연한 이치 아닌가? 우리 현대인들은 우리 몸의 작동원리를 무시하고 아무거나 먹고 아무렇게나 움직이고 별생각 없이 무조건 열심히 산다. 여기 작동원리가 있다. 700만 년 진화하면서 확립해온 호모 사피엔스의 작동원리 말이다. 어느 누구도 이 작동원리에서 예외일 수는 없다. 이제 당신은 한 번도 들어보지 못했지만, 내가 이 책에서 열심히 설명한 작동원리대로 실천해볼 기회를 가졌다.

당신이 만일 컴퓨터와 스마트폰을 가지고 있다면 그런 혁명적인 물건에 압도되었을 것이다. 이런 현대문명의 이기들을 계속 사용하고 있는 사람들은 '컴퓨터와 스마트폰 없이는 아무것도 할 수 없다'는 말을 하곤 한다. 갑자기 이 물건들을 포기하면 어떤 일이 일어날까 상상해보시라. 그것을 사용해본 사람들이 그 물건 없이 산다는 것은 참을 수 없는 일이 되었다. 규칙적으로 모노 다이어트를 하는 일도 이와 다름없다.

이것은 마치 아침에 일어나자마자 화장실을 가는 것처럼 규칙적으로 하는 일이 될 것이고, 몇 시간 동안 땀을 흘려 산에 오른 후에 마시는 약수가 될 것이다. 이 모노 다이어트가 당신의 몸을 어떻게 변화시키는지 온몸으로 느끼게 되면, 당신은 절대로 포기하지 못한다. 너무도 단순하며 돈이 들지 않고 삶을 변혁시키는 일을 어찌 포기할 수 있다는 말인가.

건강은 절대 돈을 들여서 해결되지 않는다는 점을 명심하기 바란다. 병원과 약물은 일시적으로 안도감을 주지만 결국 그 덫에 걸려 계속 발버둥 치다가 '뚱뚱하고 불편한 몸'으로 삶을 마감할 수밖에 없다. 생활습관을 바꾸지 않으면 절대로 질병을 예방할 수 없다. 모노 다이어트는 질병을 예방하고 치료하며, 마음의 평안을 선물해주는 생활습관이자 건강의 제1원칙임을 실천으로 깨닫기 바란다.

8장 '모노 다이어트'는 미국 출판사의 허락을 얻어 하비 다이아몬드의 다른 서적 〈나는 질병 없이 살기로 했다〉Fit for Life: A New Beginning의 9장 '모노 다이어트 실천법'을 편집 수정하여 게재하였음을 밝힙니다.

영국 해군은 어떻게
세계 최강이 되었나

　나는 이 '다이어트 불변의 법칙'을 체계화하는 데 15년이 걸렸다. 이 원리는 '치고 빠지는' 방법이 아니다. 이랬다저랬다 하는 장사치의 논리도 아니다. 이 원리는 세상의 온갖 상업적인 음식 때문에 생긴 비만을 없애서 날씬한 몸매와 투명한 피부를 되찾는 것을 목표로 한다. 또한 날씬해진 몸매를 통해 평생 질병에 걸리지 않는 건강한 몸으로 재탄생하는 것을 목표로 한다. 이 2가지를 완성하기 위해서는 '무엇을 어떻게 먹느냐'가 가장 중요하다. 당신은 이제 자신의 체중과 에너지를 항상 마음대로 통제를 할 수 있을 것이다.

　아직 원하는 몸무게를 갖지 못했다 하더라도 (1)지속적으로 음식 배합의 원리를 실천하고, (2)수분함유량이 높은 음식을 먹고, (3)오전에 과일만 먹는 생활습관을 실천하면 당신은 목적지에 도달할 것이다. 그러나 지속적으로 하는 것이 중요하다. 이 원칙을 지속적으로 실천한다면 최적의 상태가 될 때까지 체중이 계속 빠지면서 더 건강해질 것이다. 빠진 몸무게는 영원히 불어나지 않을 것을 확신한다.

좀 더 빨리 살을 빼고 싶다면 하루 종일 수분이 많은 샐러드와 과일을 먹도록 한다. 그리고 이 책에 수록된 '모노 다이어트'를 실천하시라. 며칠만 실천해도 생각보다 훨씬 더 살이 빠질 것이다. 2가지만 명심해주길 부탁한다. 첫째, 농축음식인 단백질과 탄수화물은 원리에 맞게 적절히 배합되어야 하며 하루 식사 섭취량의 30%가 넘어서는 안 된다. 둘째, 과일은 우리 몸을 보존하고 보살피는 절대적으로 가장 좋은 친구라는 것이다. 충분한 양으로 올바르게 먹기만 하면 다시는 비만이라는 불상사가 발생하지 않게 될 것이다.

사업에 성공한 사람과 보통사람인 당신이 공통적으로 똑같이 가진 것이 있는데 그것은 시간이다. 그들도 24시간 당신도 24시간을 가지고 있다. 날씬하고 건강한 사람과 그렇지 못한 당신이 공통적으로 가진 것도 시간이다. 무한히 펼쳐진 시간, 얼마나 감사한 일인가. 로또 1등 당첨의 행운도 로또를 사는 사람에게만 주어진다. 실천하는 사람에게만 성공이 주어진다는 말이다.

어느 한 부분을 먼저 시작해도 좋다. 상식적으로 느끼기에 부담감이 없는 것부터 시작해도 좋다. 목적을 세우고 무언가를 매일 실천한다면, 그것이 아무리 작은 것이라도 공을 굴러가게 하는 충분한 추진력이 될 것이다. 당신은 궁극적으로 목적지에 도달할 것이다. 게다가 훨씬 행복하고 건강한 사람이 되어 그곳에 도달할 것이다.

이 법칙을 완성하는 열쇠는 속도가 아니라 방향이다. 서두르지 마시라. 한 방향으로 꾸준히 전진하시라. 당신의 체중을 줄이는 데 도움이 될 수 있다는 것이 나는 기쁘다. 또한 당신의 질병을 치료하고 수명을 늘리는 데 도움을 줄 수 있다는 것도 기쁘다.

이 책에는 평생의 가치관이 담겨있다. 도움이 필요하면 언제든지 찾아볼 수 있다. 비록 상업적인 꾀임에 속아서 체중이 다시 늘고 건강이 나빠지더라도, 당신은 상황을 전환시키고 활력을 되찾을 수 있게 되었다. 항상 자연의 법칙, 즉 생명의 법칙에 의존하기만 하면 된다.

'다이어트 불변의 법칙'은 그 자연의 법칙을 토대로 이루어졌다. 당신은 자신의 몸에 책임이 있다. 당신은 매일 좀 더 날씬해지고 피부는 점점 투명해질 것이다. 동시에 좀 더 건강해지고 영혼이 맑아질 것이다. 매일 활력 있는 에너지를 경험할 것이다. 엉망으로 되어버린 식사를 바꾸면 된다. 건강은 신이 내려준 인간의 권리다. 권리는 마음만 먹으면 언제든 행사할 수 있다. 관건은 결심과 실천이다. 음식이 몸을 바꾸고 영혼까지 바꾼다. 이 말을 꼭 기억하시기 바란다.

마지막으로 쿡 선장의 이야기를 하고자 한다. '음식이 생명에 미치는 영향'에 대한 것이라면 그의 이야기가 절대 빠져서는 안 된다. 나는 10권이 넘는 책을 썼는데 항상 책의 뒷부분에 그의 이야기를 쓰는 것을 잊지 않는다. '산 음식과 죽은 음식'의 확연한 증거물로서 이보다 명확한 것은 없기 때문이다.

18세기 중반 제임스 쿡^{James Cook} 선장의 탐험으로 가장 수혜를 받은 것은 항해술이 아니라 의학이었다. 당시 사람들은, 먼 곳의 해안을 향해 돛을 올리는 선박의 선원들 중 절반 이상이 항해를 하는 동안 죽게 된다는 사실을 잘 알고 있었다. 죽음의 신은 분노한 원주민이나 적의 전함이나 향수병이 아니었다. 괴혈병이라 불리는 의문의 질병이었다. 이 병에 걸린 사람은 피로하고 우울하며, 잇몸을 비롯한 여러 조직에서 피를 흘렸다. 병이 진행되면 치아가 빠지고 아물지 않는 상처가 나타났다. 환자는 열이 나고 황달이 생기며 사지를 움직일 수 없게 되었다. 16세기에서 18세기 사이에 괴혈병으로 사망한 선원만 무려 2백만 명으로 추정된다. 그 원인이 무엇인지 아무도 몰랐으며 어떤 치료법도 소용이 없어 선원들이 무더기로 죽어나갔다.

1747년 전환점이 마련되었다. 영국 의사 제임스 린드^{James Lind}가 이 병에 걸린 환자들에게 대조실험을 시행한 것이다. 그는 이들을 여러 집단으로 나누고 각기 다른 방법으로 치료했다. 한 집단에는 괴혈병에 흔히 쓰이는 민간요법인 감귤류를 먹으라는 지시를 내렸다. 그러자 환자들이 급속히 회복되었다. 린드는 감귤에 선원들의 몸에 부족한 무엇이 들어있는지 몰랐지만, 오늘날 우리는 그것이 비타민 C라는 것을 알고 있다. 당시 배에서 먹던 식품에는 이 영양소가 특히 부족했다. 장거리 항해를 하는 선원들은 비스킷(정제식품)과 말린 쇠고기(육류)로 연명했으며 과일이나 채소는 거의 먹을 수 없었다.

영국 해군은 린드의 실험결과를 믿지 않았지만 쿡 선장은 믿었다. 그는 이 의사가 옳다는 것을 증명하기로 결심했다. 그는 자기 배에 소금에 절인 양배추를 대량으로 실어 매일 먹게 했으며, 탐험대가 육지에 상륙할 때마다 선원들에게 신선한 과일과 채소를 많이 먹으라고 지시했고 선원들은 그 지시에 따랐다. 그리고 선원들은 과일과 채소를 배에 가져와 항해 중에 계속 먹었다. 죽은 음식 대신에 산 음식을 먹기 시작했다는 말이다. 쿡 선장은 괴혈병으로 단 한 명의 선원도 잃지 않았다. 다음 몇십 년 동안 영국의 모든 해군은 쿡선장의 해양식단을 따랐으며 수없이 많은 선원과 승객이 이 덕분에 목숨을 건졌다. 괴혈병의 효과적인 치료법이 발견된 덕분에, 영국은 세계의 대양을 지배하고 지구 반대편에 군대를 보내는 능력이 크게 향상되었다. 자, 무엇이 이들의 생명을 살렸는가 보시라! 선택은 당신에게 달려있다.

비만과 질병의 치료는 모두
하비 다이아몬드에게서 나왔다

내가 다녔던 초등학교의 교훈은 '스스로 생각하고 실천하는 어린이'였다. 어린 시절의 이 교훈을 내가 어찌 기억하고 있을까? 우리 인간은 부모님의 종교를 그대로 세습하고, 부모님의 가치관을 세습하고, 부모님의 음식습관까지 세습하는 경향이 있다. 그리고 우리는 그것이 진실이라고 믿는다. 종교가 그렇고 제사가 그렇고 음식이 그렇다. 당연히 그것에 반대되는 의견이나 행위에 강하게 저항하는 경향이 있다. 그런데 초등학생에게 스스로 생각하라고? 그런 다음에 실천까지 하라고?

나는 중고등학교를 몹시 힘들게 다녔다. 별 쓸모도 없을 것 같은 영어단어와 수학공식을 외우는 일 때문이었다. 도서관에 앉아 내 의도와 상관없이 이런 공부를 해야만 하는 나는 자존심에 상처를 입었다. 초등학교 교훈대로 '스스로 생각'해보니 어른들이 만들어놓은 출세라는 틀에 갇힌 희생양 같았다는 말이다. 성적이 그리 나쁘지 않은 나도 그랬으니 다른 친구들은 얼마나 힘들었을까?

대학에 가면 그 해답을 알 수 있으리라 생각했다. 그런데 더 놀라운 광경들이 펼쳐졌다. '영문학의 이해'로 기억하는 과목의 교수님께서는 땀을 뻘뻘 흘리며 강의를 한 후에 '아직도 이해를 못 하겠니?' 하셨다. 모든 것을 깨달은 사람은 말을 단순하고 쉽게 하는 법인데, 그 교수님 또한 어디서 가져온 내용을 힘들게 읽고 있을 뿐이었던 것이다. 친구들은 어떻게 대학생활을 꾸려갔을까?

사회에 나가면 그 해답을 알 수 있으리라 생각했다. 그런데 하루하루가 코미디의 연속이었다. 능력이 아니라 관계로 진급하는 현장을 매일 보며 살았다. 그러나 친구와 부모님은 큰 회사에 다니는 나를 매우 흡족해하셨다. 그것은 '자유의 전사'라는 깃발 아래 이유도 모른 채 해외에 파병되어 숱한 원주민을 죽이고 돌아왔으되, '월남에서 돌아온 김 상사'처럼 환영받는 상황이라고나 할까? 매일 팀장님의 화풀이 대상이었던 황 대리님은 얼마나 고통스러웠을까?

나는 왜 선생님과 부모님을 행복하게 해주기 위해 '타인의 삶'을 살아야만 했던 것일까? 그래서 어느 날 '스스로 생각하며 실천하는 삶'을 살기로 작정했다. 조금 가난하더라도 외부의 시선에서 자유로워야 행복할 수 있다는 깨달음이 왔기 때문이다. 그래서 대학시절의 꿈인 '책을 만드는 일'을 시작했는데 그 첫 번째 책이 바로 〈다이어트 불변의 법칙〉이었다.

이 책의 저자 하비 다이아몬드 박사 또한 남들이 원하는 삶을 살았다. 자유의 전사(?)로 베트남 전쟁에 참여했고 매스컴에서 먹으라는 대로 먹었으나 뚱보와 질병의 삶을 벗어나지 못했다. 그러나 그는 아버지의 죽음을 계기로 '스스로 생각하며 실천'하기 시작했다. 조롱과 반발로 힘든 시절을 보낸 후 마침내 이 책을 완성했다. 무려 15년이 걸렸다.

저자 생각의 기원은, 다윈의 진화론에 뿌리를 두고 있다. '인간은 원래 무엇을 먹는 동물인가'라는 의문에서 출발한다는 말이다. 이 의문에 대한 해답을 시중의 잡학사전과 같은 지식에서 찾는 것은 불가능하다. '스스로 생각해서 결론을 도출한 깨달음과 실천'을 통해서만 가능한 일일 터이다.

소설가 도스토옙스키가 '우리는 모두 고골리Gogol의 외투外套에서 나왔다'고 했는데, 나는 그것에 빗대어 '우리는 모두 다윈의 진화론에서 나왔다'라고 말하고 싶다. 다윈은 암울한 중세 종교시대의 유산인 창조론에 맞서 '그것은 아니다'라고 용기 있게 외친, 스스로 생각하고 실천한 사람이었기 때문이다. 나는 또한 조금 과장해서 '비만과 질병의 치료는 모두 하비 다이아몬드에게서 나왔다'라고 말하고 싶다. 그는 우매한 인간의 호주머니를 터는 시중의 상업적인 다이어트와, 호모 사피엔스의 몸과 영혼을 유린하는 제약업계와 병원산업에 대항하여 '그것은 아니다'라고 외친 고독한 인물 중 하나이기 때문이다.

'검색하지 말고 사색하라'는 말이 있다. 스스로 생각하고 실천할 때만이 자유를 얻게 되기 때문이다. 이 책의 저자 하비 다이아몬드 박사님이 그랬고 나도 똑같았다. 나 또한 그토록 좋아했던 '공장음식'과 '도살장 음식'을 '과수원과 밭에서 나온 음식'으로 바꾸고 나서 80kg이었던 체중이 63kg까지 내려갔다. 20년 넘게 병원에 가본 적도 없다. '참음식'으로 바꾸면서 행복이라는 본질에 가까워지기 시작했다. 그리고 내가 조금씩 사랑스러워지기 시작했다. 우리가 자신을 사랑할 수 없다면, 어찌 다른 사람이 나를 사랑해주기를 기대할 수 있겠는가 말이다.

강신원

Abramowski, O.L.M., M.D. *Fruitarian Healing System*. Natal, South Africa: Essence of Health, 1976.

———. *Fruitarian Diet and Physical Rejuvenation*. Wethersfield, Connecticut: Omangod Press, 1973.

Accraido, Marcia M. *Light Eating for Survival*. Wethersfield, Connecticut: Omangod Press, 1978.

Agres, Ted. *Your Food, Your Health*. Chicago: Inter-Direction Press, 1972.

Airola, Paavo. "Meat for B12?" *Nutrition Health Review* (Summer 1983): 13.

Allen, Hannah. *The Happy Truth About Protein*. Austin, Texas: Life Science, 1976.

———. "Lesson #33, Why We Should Not Eat Animal Products in Any Form." In *The Life Science Health System*, by T. C. Fry. Austin, Texas: Life Science, 1984.

Altman, Nathaniel. *Eating for Life*. Wheaton, Illinois: Theosophical Publishers, 1974.

Ames, Bruce N. "Dietary Carcinogens and Anti-Carcinogens." *Science*, 23 September 1983: 1256.

Armstrong, J. W. *The Water of Life. Devon*, England: Health Science Press, 1978.

Bach, Edward. *Heal Thyself.* London: Daniel, 1946.

Ballentine, Martha. *Himalayan Mountain Cookery.* Honesdale, Pennsylvania: Himalayan International Institute, 1978.

Barr, Stringfellow, and Stella Standard. *The Kitchen Garden Book.* New York: Viking Press, 1956.

Bauman, Edward, et al. *The Holistic Health Handbook.* California: And/Or Press, 1978.

Bealle, Morris A. *The Drug Story.* Spanish Fork, Utah: The Hornet's Nest, 1949.

———. *The New Drug Story.* Washington D.C.: Columbia Publishing Co., 1958.

Beiler, Henry G. *Food Is Your Best Medicine.* New York: Random House, 1965.

Benerjee, D. K., and J. B. Chatterjea. "Vitamin B Content of Some Articles of Indian Diet and Effect of Cooking on It." *British Journal of Nutrition* 94 (1968): 289.

Benson, Herbert. *Beyond the Relaxation Response.* New York: Times Books, 1984.

Benton, Mike. "Lesson #50, Sugars and Other Sweeteners May Be Worse Than Bad." *In The Life Science Health System*, by T. C. Fry. Austin, Texas: Life Science, 1984.

———. "Lesson #54, The Harmfulness of Beverages in the Diet." *In The Life Science Health System*, by T. C. Fry. Austin, Texas: Life Science, 1984.

Bernard, Raymond W. *Eat Your Way to Better Health*, Vol. I & II. Clarksburg, West Virginia: Saucerian, 1974.

———. *Rejuvenation Through Dietetic Sex Control*. Natal, South Africa: Essence of Health, 1967.

Bernard, Theos. *Heaven Lies Within Us*. Natal, South Africa: Essence of Health, 1947.

Bianchi, Paul, and Russel Hilf. *Protein Metabolism and Biological Function*. New Brunswick, New Jersey: Rutgers University Press, 1970.

Bigwood, E. J. *Protein and Amino Acid Functions*. New York: Pergamon Press, 1972.

Bircher-Benner, M. *Eating Your Way to Health*. Baltimore, Maryland: Penguin, 1975.

Biser, Samuel. "The Truth About Milk." *The Healthview Newsletter* 14 (Spring 1978): 1-5.

Bodwell, C. E. *Evaluation of Protein for Humans*. Westport, Connecticut: The Air Publishing Company, 1977.

Bond, Harry C., M.D. *Natural Food Cookbook*. North Hollywood, California: Wilshire Book Co., 1974.

Bricklin, Mark. *The Practical Encyclopedia of Natural Healing*.

Emmaus, Pennsylvania: Rodale Press, 1976.

Brooks, Karen. *The Complete Vegetarian Cookbook*. New York: Pocket Books, 1976.

Brown, Henry. *Protein Nutrition*. Springfield, Illinois: Charles C. Thomas Publishers, 1974.

Burton, Alec, Ph.D. "Milk." Hygienic Review, July 1974.

Callela, John. *Cooking Naturally*. Berkeley, California: And/Or Press, 1978.

Cancer Facts and Figures. American Cancer Society, 1985. "Can Fruit Help You Lose Weight?" *Bergen Record*, 20 October 1985.

Carmichael, Dan. "Milk Surplus Continues to Grow as Price Climbs Even Higher." *St. Petersburg Times*, 5 June 1982.

Carque, Otto. *Vital Facts About Food*. New Canaan, Connecticut: Keats, 1975.

Carrington, Hereward, Ph.D. *The History of Natural Hygiene*. Mokelhumne Hill, California: Health Research, 1964.

Carter, Mary Ellen, and William McGarey. *Edgar Cayce on Healing*. New York: Warner, 1972.

Cheraskin, Emanuel, M.D., W. Ringsdorf, M.D., and J. W. Clark. *Diet and Disease*. Emmaus, Pennsylvania: Rodale Press, 1968.

Cinque, Ralph. "Losing Weight Hygienically." *Health Reporter* 8 (1985): 5.

Claire, Rosine. *French Gourmet Vegetarian Cookbook*. Millbrae, California: Celestial Arts, 1975.

Colgate, Doris. *The Barefoot Gourmet*. New York: Offshore Sailing School, 1982.

Cornelius, Martin P., III. *'Til Death Do Us Part*. Los Angeles, California: Healer, 1981.

Cousins, Norman, *Anatomy of an Illness*. New York: Bantam Books, 1979.

D'Adamo, Janus, M.D. *One Man's Food*. New York: Richard Marek, 1980.

Dauphin, Lise, N.D. *Recettes Naturistes*. Montreal, Canada: Editions Du Jour, 1969.

Dash, Bhagwan. *Ayervedic Treatment for Common Diseases*. New Delhi: Delhi Dairy, 1979.

De Vries, Herbert A. *Vigor Regained*. Englewood Cliffs, New Jersey: Prentice-Hall, 1974.

Diamond, Marilyn. *The Common Sense Guide to a New Way of Eating*. Santa Monica, California: Golden Glow Publishers, 1979.

"Diet and Stress in Vascular Disease." *Journal of the American Medical Association* 176 (1961): 134.

Dossey, Larry, M.D. *Space, Time and Medicine*. Boulder, Colorado: Shambala, 1982.

Dosti, Rose. "Nutrition Needs Greater for Pregnant Teen-agers, Over 30s." *Los Angeles Times*, 31 May 1984.

Ehret, Arnold. *Mucusless Diet Healthing System*. New York: Benedict Lust, 1976.

Esser, William L. *Dictionary of Man's Foods*. Chicago: Natural Hygiene Press, 1972.

Farb, Peter, and George Armelagos. *The Anthropology of Eating*. Boston: Houghton Mifflin Co., 1980.

Farnsworth, Steve. "Plan to Cut Milk Surplus Isn't Working." *Los Angeles Times*, 5 March 1984.

Fathman, George, and Doris Fathman. *Live Foods*. Beaumont, California: Ehret Literature Publishing, 1973.

Finkel, Maurice. *Fresh Hope in Cancer*. Devon, England: Health Science Press, 1978.

Ford, Marjorie Winn, Susan Hillyard, and Mary F. Koock. *Deaf Smith Country Cookbook*. New York: Collier Books, 1974.

Friedlander, Barbara. *Earth, Water, Fire, Air*. New York: Collier Books, 1972.

Fry, T. C. *The Cruel Hoax Called Herpes*. Austin, Texas: Life Science, 1983.

——. *The Curse of cooking*. Austin, Texas: Life Science, 1975.

——. *The Great Water Controversy*. Austin, Texas: Life Science, 1974.

————. *High Energy Methods, Lessons 1-7*. Austin, Texas: Life Science, 1983.

————. *The Life Science Health System, Lessons 1-111*. Austin, Texas: Life Science, 1983.

————. *The Myth of Medicine*. Austin, Texas: Life Science, 1974.

————. *The Revelation of Health*. Austin, Texas: Life Science, 1981.

————. *Super Food for Super Health*. Austin, Texas: Life Science, 1976.

————. *Superior Foods, Diet Principles and Practices for Perfect Health*. Austin, Texas: Life Science, 1974.

Garrison, Omar V. *The Dictocrats*. Chicago: Books for Today, 1970.

Gewanter, Vera. *A Passion for Vegetables*. New York: Viking Press, 1980.

Glaser, Ronald. *The Body Is the Hero*. New York: Random House, 1976.

Gore, Rick. "The Awesome Worlds Within a Cell." *National Geographic* 3 (1976): 355.

Gould, George M., and Walter L. Pyle. *Anomalies and Curiosities of Medicine*. New York: The Julian Press, 1956. Originally copyright 1896.

Gray, Henry, M.D. *Gray's Anatomy*. New York: Bounty Books, 1977.

Griffin, LaDean. *Is Any Sick Among You*. Provo, Utah: Bi World,

1974.

Gross, Joy. *The Vegetarian Child*. New York: Lyle Stuart, 1983.

———. *Positive Power People*. Glendora, California: Royal CBS Publications, 1981.

Guyton, Arthur C. *Guidance Textbook of Medical Physiology*. Philadelphia: Saunders Publishing Co., 1981.

———. *Physiology of the Body*. Philadelphia: W. B. Saunders, 1981.

"Heart Facts." *American Heart Association*, 1984.

Heritage, Ford. *Composition and Facts About Foods*. Mokelhumne Hill, California: Health Research, 1971.

Hewitt, Jean. *The New York Times Natural Foods Cookbook*. New York: Avon, 1972.

———. *The New York Times NEW Natural Foods Cookbook*. New York: Times Books, 1982.

Hightower, Jim. *Eat Your Heart Out*. New York: Random House, 1976.

Holmberg, Osterholm, et al. "Drug Resistant Salmonella from Animals Fed Antimicrobials." *New England Journal of Medicine* 311 (1984): 617.

Hopkins, S. E., F.P.S. *Principal Drugs*. London: Faber & Faber, 1969.

Hotema, Hilton. *Perfect Health*. Natal, South Africa: Essence of Health, no date in book.

Hovannessian, A. T. *Raw Eating*. Tehran: Arshavir, 1967.

Howell, W. H., M.D. *The Human Machine*. Ontario, Canada: Provoker Press, 1969.

Hunter, Beatrice T. *Consumer Beware: Your Food and What's Been Done to It*. New York: Simon & Schuster, 1972.

Hur, Robin A. *Food Reform—Our Desperate Need*. Herr-Heidelberg, 1975.

Hurd, Frank J., D.C., and Rosalie Hurd, B.S. *Ten Talents*. Chisholm, Minnesota: Dr. & Mrs. Frank J. Hurd, 1968.

Illich, Ivan. *Medical Nemesis*. New York: Bantam, 1976.

Jensen, Bernard, D.C. *The Science of Iridology*. Escondido, California: Jensen's Nutritional & Health Products, 1952.

Khalsa, Siri V. K. *Conscious Cookery*. Los Angeles: Siri Ved Kaur Khalsa, 1978.

Klinger, Rafe. "Amazing 142-year-old Man Is Actually Growing Younger, Say Stunned Doctors." *Weekly World News*, 7 October 1980.

Krok, Morris. *Amazing New Health System*. Natal, South Africa: Essence of Health, 1976.

———. *Formula for Long Life*. Natal, South Africa: Essence of Health, 1977.

———. *Fruit, the Food and Medicine for Man*. Natal, South Africa: Essence of Health, 1967.

———. *Golden Path to Rejuvenation*. Natal, South Africa: Essence of Health, 1974.

———. *Health, Diet and Living on Air.* Natal, South Africa: Essence of Health, 1964.

———. *Health Truths Eternal.* Natal, South Africa: Essence of Health, 1964.

Kulvinskas, Victoras. *Survival into the 21st Century.* Wethersfield, Connecticut: Omangod Press, 1975.

Kushi, Michio. *Macrobiotics.* Tokyo, Japan: Japan Publications, 1977.

———. *Oriental Diagnosis.* London, England: Red Moon, 1978.

Laurel, Alicia B. *Living on the Earth.* New York: Vintage, 1971.

Leaf, Alexander, M.D. "Every Day Is a Gift When You Are Over 100." *National Geographic* 1 (1973): 93-119.

Leonardo, Blanche. *Cancer and Other Diseases from Meat.* Santa Monica, California: Leaves of Healing, 1979.

Levy, Stuart. "Playing Antibiotic Pool." *New England Journal of Medicine* 311 (1984): 663.

Lewis, David L. "Henry Ford and the Wayside Inn." *Early American Life* 5 (1978): 5.

Long, James W., M.D. *The Essential Guide to Prescription Drugs.* New York: Harper & Row, 1980.

Longwood, William. *Poisons in Your Food.* New York: Pyramid, 1969.

Luce, Gay Gaer, Ph.D. *Body Time: Physiological Rhythms*. New York: Pantheon, 1971.

Mallos, Tess. *Complete Middle East Cookbook*. New York: McGraw-Hill, 1982.

Mayer, Jean, and Jeanne Goldberg. "More Cancer Causes Studied." *Los Angeles Times*, 9 September 1982.

McBean, Eleanor. *The Poisoned Needle*. Mokelhumne Hill, California: Health Research, 1974.

McCarter, Robert, Ph.D., and Elizabeth McCarter, Ph.D. "A Statement on Vitamins," "Vitamins and Cures," "Other Unnecessary Supplements." *Health Reporter* 11 (1984): 10, 24.

Mendelsohn, Robert S., M.D. *Confessions of a Medical Heretic*. New York: Warner Books, 1980.

———. *How to Raise a Healthy Child in Spite of Your Doctor*. Chicago: Contemporary Books, 1984.

Montagna, Joseph F. *People's Desk References*, Vol. I & II. Lake Oswego, Oregon: Quest for Truth Publications, 1980.

Moore-Ede, Martin C. *The Clocks That Time Us*. Boston, Massachusetts: Harvard University Press, 1982.

Morash, Marian. *The Victory Garden Cookbook*. New York: Knopf, 1982.

Muktananda, Swami. *Play of Consciousness*. New York: S.Y.D.A.

Foundation—Om Namah Shivaya, 1978.

Munro, H. N., et al. *Mammalian Protein Metabolism*. New York: Academic Press, 1970.

Nance, John. *The Gentle Tasaday*. New York: Harcourt Brace Jovanovich, 1975.

Nasset, E. S. "Amino Acid Homeostasis in the Gut Lumen and Its Nutritional Significance." *World Review of Nutrition and Dietetics* 14 (1972): 134–153.

Nelson, Harry. "Patients Want Doctor to Talk More." *Los Angeles Times,* 30 November 1978.

Newman, Laura, M.D. *Make Your Juicer Your Drugstore*. Simi Valley, California: Benedict Lust, 1972.

Nolfi, Cristine, M.D. *My Experiences with Living Food*. Ontario, Canada: Provoker Press, 1969.

Norman, N. Philip, M.D. "Food Combinations: An Original Scheme of Eating Based upon the Newer Knowledge of Nutrition and Digestion." *Journal of the Medical Society of New Jersey* 12 (1924): 375.

Null, Gary. *Food Combining Handbook*. New York: Jove, 1981.

Okitani, A., et al. "Heat Induced Changes in Free Amino Acids on Manufactured Heat Pulp and Pastes from Tomatoes." *The Journal of Food Science* 48 (1983): 1366-1367.

"Opening Executive Gyms to All Trims Waists, Health Costs." *Los*

Angeles Times, 19 April 1981.

Ouseley, S.G.J. *The Power of the Rays*. London: L.N. Fowler & Co., 1972.

Overend, William. "Looking for Cancer Clues in Survey." *Los Angeles Times*, 24 September 1983.

Page, Melvin, and H. L. Abrams. *Your Body Is Your Best Doctor*. New Canaan, Connecticut: Keats, 1972.

Parham, Barbara. *What's Wrong with Eating Meat?* Denver, Colorado: Ananda Marga Publications, 1979.

Parish, Peter, M.D. *The Doctor's and Patient's Handbook of Medicines and Drugs*. New York: Knopf, 1978.

Pasley, Salley. *The Tao of Cooking*. Berkeley, California: Ten Speed Press, 1982.

Pasta. Alexandria, Virginia: Time-Life Books, 1982.

Pavlov, Ivan P. *The Work of the Digestive Glands*. London: Griffin, 1902.

Pottenger, F. M., Jr. "The Effect of Heated, Processed Foods and Vitamin D Milk on the Dental Facial Structure of Experimental Animals." *American Journal of Orthodontics and Oral Surgery*. Aug. 1946.

Randolph, Theron G., M.D., and Ralph W. Moss, Ph.D. *An Alternative Approach to Allergies*. New York: Lippincott & Crowell, 1979.

Rensberger, Boyce. "Research Yields Surprises About Early Human Diets." *The New York Times*, 15 May 1979.

Reuben, David, M.D. *Everything You Always Wanted to Know About Nutrition*. New York: Avon, 1979.

Richter, Vera. *Cook-Less Book*. Ontario, Canada: Provoker Press, 1971.

Rivers, Francis. "The Passing Parade." *Nutrition Health Review*, Winter 1981: 19.

"Rolling Along." *Los Angeles Times*, 18 December 1980.

Rombauer, Irma S., and Marion R. Becker. *Joy of Cooking*. New York: Signet, 1973.

Ruehl, Franklin R. "Eating Fruit Can Cut Your Heart Attack Risk." *The National Enquirer,* January 11, 1983.

Sahni, Julie. *Classic Indian Cooking*. New York: William Morrow & Co., 1980.

Sandler, Sandra and Bruce. *Home Bakebook of Natural Breads and Cookies*. Harrisburg, Pennsylvania: Stackpole, 1972.

San Francisco Muktananda Center. *So What's Cooking?* Oakland, California: S.Y.D.A. Foundation, 1979.

Saunders, David S. *An Introduction to Biological Rhythms*. New York: Wiley, 1977.

Scharffenberg, John A., M.D. *Problems with Meat*. Santa Barbara, California: Woodridge Press, 1979.

Schell, Orville. *Modern Meat*. New York: Random House, 1984.

Select Committee on Nutrition and Human Needs, U.S. Senate. *Dietary Goals for the United States*. Washington, D.C.: U.S. Government Printing Office, 1977.

Shelton, Herbert M., Ph.D. *Exercise*. Chicago: Natural Hygiene Press, 1971.

———. *Fasting Can Save Your Life*. Chicago: Natural Hygiene Press, 1964.

———. *Food Combining Made Easy*. San Antonio, Texas: Dr. Shelton's Health School, 1951.

———. *Getting Well*. Mokelhumne Hill, California: Health Research.

———. *Health for All*. Mokelhumne Hill, California: Health Research.

———. *Human Beauty, Its Culture and Hygiene*. San Antonio, Texas: Dr. Shelton's Health School, 1968.

———. *Human Life, Its Philosophy and Laws*. Mokelhumne Hill, California: Health Research, 1979.

———. "The Digestion of Milk." *Hygienic Review*. August 1969.

———. *The Hygienic Care of Children*. Bridgeport, Connecticut: Natural Hygiene Press, 1981.

———. *The Hygienic System*, Vol. I, II, & III. San Antonio, Texas: Dr. Shelton's Health School, 1934.

———. *Natural Hygiene, Man's Pristine Way of Life*. San Antonio

Texas: Dr. Shelton's Health School, 1968.

———. *Principles of Natural Hygiene*. San Antonio, Texas: Dr. Shelton's Health School, 1964.

———. *Rubies in the Sand*. San Antonio, Texas: Dr. Shelton's Health School, 1961.

———. *Superior Nutrition*. San Antonio, Texas: Dr. Shelton's Health School, 1951.

Silverman, Harold M., (Pharm. D.) and Gilbert I. Simon, D.Sc. *The Pill Book*. New York: Bantam, 1979.

Singer, Peter, and Jim Mason. *Animal Factories*. Bridgeport, Connecticut: Natural Hygiene Press, 1980.

Snodgrass, Beth. *Overcoming Asthma*. Austin, Texas: Life Science, 1968.

———. *Overcoming Asthma*. Yorktown, Texas: Life Science, 1980.

Spencer, R. P. *The Intestinal Tract*. Springfield, Illinois: Charles Thomas Publishers, 1960.

Stern, Edward L. *Prescription Drugs and Their Side Effects*. New York: Grosset & Dunlap, 1978.

Su-Huei, Huang. *Chinese Appetizers and Garnishes*. Taipei, Taiwan: Huang Su-Huei, 1983.

Sunset International. *Vegetarian Cookbook*. Menlo Park, California: Lane Publishing, 1983.

Tannahill, Reay. *Food in History*. New York: Stein & Day, 1981.

Thomas, Anna. *The Vegetarian Epicure,* Books I & II. New York: Knopf, 1972.

Tilden, John H., M.D. *Toxemia Explained.* Denver: Health Research, 1926.

Time-Life. *Vegetables.* Alexandria, Virginia: Time-Life Books, 1979.

Tobe, John H. *Hunza: Adventures in a Land of Paradise.* Ontario, Canada: Provoker Press, 1971.

Trall, Russell T., M.D. *The Hygienic System.* Battle Creek, Michigan: The Office of the Health Reformer, 1872.

Verrett, Jacqueline, and Jean Carper. *Eating May Be Hazardous to Your Health.* New York: Simon & Schuster, 1974.

"Vitamins of the B Complex." *United States Department of Agriculture Yearbook.* Washington, D.C.: 1959.

"Vitamin Megadoses Can Be Harmful." *Los Angeles Times,* 20 December 1983.

Waerland, Are. *Health Is Your Birthright.* Bern, Switzerland: Humata Publishers, Circa 1945.

Waerland, Ebba. *Cancer, a Disease of Civilization.* Ontario, Canada: Provoker Press, 1980.

Waldholz, Michael, and Richard Koening. "New Ulcer Drug Near Approval, Setting Up a Big Fight with SmithKline's Top Seller." *The Wall Street Journal,* 12 November 1982.

Walker, N. W., D.Sc. *Become Younger.* Phoenix, Arizona: Norwalk

Press, 1949.

———. *Diet and Salad Suggestions.* Phoenix, Arizona: Norwalk Press, 1971.

———. *Fresh Vegetables and Fruit Juices.* Phoenix, Arizona: Norwalk Press, 1978.

———. *Natural Weight Control.* Phoenix, Arizona: O'Sullivan Woodside & Co., 1981.

———. *Vibrant Health.* Phoenix, Arizona: O'Sullivan Woodside & Co., 1972.

———. *Water Can Undermine Your Health.* Phoenix, Arizona: O'Sullivan Woodside & Co., 1974.

"What Americans Don't Eat-Some Surprises." *Grocers Journal of California,* September 1982: 87.

"Whole Milk Linked with Cancer." *Nutrition Health Review,* Spring 1983.

Wigmore, Ann. *Be Your Own Doctor.* Boston: Hippocrates Health Institute, 1973.

Winter, Ruth. *Beware of the Food You Eat.* New York: Signet, 1971.

다이어트 불변의 법칙
재개정판

초판 1쇄 발행 2007년 2월 10일
개정판 1쇄 발행 2016년 5월 1일
재개정판 1쇄 발행 2021년 9월 15일
재개정판 6쇄 발행 2024년 3월 1일

지은이 하비 다이아몬드
옮긴이 강신원, 김민숙
디자인 책만드는사람
교정 김우현
인쇄 더블비
유통 협진출판물류
펴낸곳 사이몬북스
펴낸이 강신원
출판등록 2006년 5월 9일 제2006-000276호
주소 서울시 영등포구 영등포로 150, 생각공장 당산 B동 1212호
전화 02-337-6389
팩스 02-325-7282
이메일 simonbooks@naver.com

등록번호 ISBN 979-11-87330-21-9 (13510)